Coolness, Scham und Wut bei Jugendlichen

Philip Streit

Coolness, Scham und Wut bei Jugendlichen

Mit Emotionen konstruktiv und positiv umgehen

Mit einem Geleitwort von Gunther Schmidt

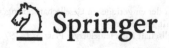
Springer

Philip Streit
Institut für Kind,
Jugend und Familie
Graz, Österreich

ISBN 978-3-662-56680-0   ISBN 978-3-662-56681-7   (eBook)
https://doi.org/10.1007/978-3-662-56681-7

Die Deutsche Nationalbibliothek verzeichnet diese Publikation in der Deutschen
Nationalbibliografie; detaillierte bibliografische Daten sind im Internet über http://
dnb.d-nb.de abrufbar.

Umschlaggestaltung: deblik Berlin
Fotonachweis Umschlag: © eyeretina/stock.adobe.com

Springer ist ein Imprint der eingetragenen Gesellschaft Springer-Verlag GmbH, DE
und ist ein Teil von Springer Nature
Die Anschrift der Gesellschaft ist: Heidelberger Platz 3, 14197 Berlin, Germany

Für meine Frau Brigitte, meinen Sohn Simon und das Team des Institutes für Kind, Jugend und Familie in Graz

Geleitwort

Es ehrt mich, dass ich eingeladen wurde, zu diesem Buch hier ein kleines Geleitwort zu schreiben. Und ich schäme mich überhaupt nicht, es gleich zu Beginn als großes, für gelebte Praxis sehr hilfreiches Geschenk zu bezeichnen, im Grunde für alle Menschen, denn das Thema des Buchs geht uns ja alle an. Dem Autor ist es damit gelungen, ein sorgsam differenziertes Verständnis dieses so komplexen und schwierigen Themas der Scham zu vermitteln, nicht nur theoretisch, was schon schwer genug ist, sondern auch mit vielen praktischen Umsetzungsideen für den Alltag.

Das Thema Scham stellt uns aus meiner Sicht gerade in unserer heutigen Zeit vor viele Herausforderungen, wenn ich z. B. denke an die vielen Abwertungen (Cyber-Mobbing) in den sozialen Medien und an zum Teil gnadenlos sadistische Attacken in Schulen (die leider schon öfter zu Suiziden führten), aber auch in Firmenorganisationen, sowie leider nicht zuletzt auch an die Art, wie im politischen Diskurs quasi schamlos mit wechselseitigen Abwertungen und Diffamierungen gearbeitet wird. Mir macht das oft den Eindruck, dass wir gesellschaftlich immer mehr Tendenzen für einen Weg einer Verrohungskultur sehen können, die uns alle sehr destruktiv betreffen kann.

Natürlich kenne ich auch in meinem Leben genügend Situationen, in denen mir mein eigenes Scham-Erleben sehr unangenehm war. So ist für mich gut verständlich, dass die wenigsten Menschen Scham als etwas Wertvolles ansehen, besonders dann, wenn sie diese selbst erleben.

Umso froher bin ich darüber, wie klug und fundiert der Autor Scham wieder verstehbar macht als außerordentlich wichtige Kompetenz für ein achtungsvolles und konstruktives Zusammenleben. Scham ist für mich gar nicht denkbar ohne den Bezug zu anderen. Sie drückt immer schon das Mitdenken an andere aus und wird somit zur Beziehungsgestaltungskompetenz. Mitdenken muss dabei keineswegs bewusst-willentlich sein, denn Schamreaktionen entstehen ja blitzschnell auf unwillkürlicher Ebene, oft wird nur das unangenehme „Endgefühl Scham" bewusst, nicht der rasend schnell ablaufende komplexe Prozess von Einschätzungen und Bewertungen, der zuvor schon unbewusst abläuft. Auch dieses komplexe Wechselspiel zwischen bewussten und unwillkürlichen, oft unbewussten Prozessen wird hier sehr schön und plausibel nachvollziehbar dargestellt.

Dieses Buch hat auch mir wieder sehr deutlich gemacht, welche unterschiedlichen Facetten wertvoller Mitmenschlichkeit im Erleben von Scham enthalten sind.

Menschen sind Beziehungswesen, nur so hat sich unsere Spezies im Laufe der Evolution so entwickeln können. Der Autor zeigt mit sehr fundierter Sachkenntnis und einem scharfen systemischen Blick, dass sich im Erleben von Scham z. B. auch die Bereitschaft zeigt, andere wichtig zu nehmen und sich der Verantwortung zu stellen, dass man die Werte seiner jeweiligen relevanten Bezugsgruppe hoch hält und sich ihnen gegenüber loyal verhält. Dies hat auch mir wieder noch mehr verdeutlicht, dass ein adäquates Scham-Erleben ein äußerst wichtiger Beitrag zum Aufbau und zur Aufrechterhaltung einer mitmenschlichen, kooperativen Ko-Existenz-Kultur mit wechselseitiger Toleranz und Achtung ist und so zu tragfähigem Frieden in der Welt beitragen kann.

Gleichzeitig zeigt Philip Streit mit unbestechlichem dialektisch-systemischem Blick, dass auch beim Thema Scham entscheidend ist, dass sie gut in Balance gestaltet wird und es nicht ausreicht, jemandem, z. B. Kindern, eine Schamreaktion beizubringen. Mit beeindruckenden Beispielen zeigt er, wie wichtig auch der Aspekt der Autonomie und der Würdigung der autonomen Grenzen von Menschen, gerade auch von Kindern und Jugendlichen, bei eventueller Scham-Dynamik ist. Denn wenn Scham mit autonomer Einsicht, also selbst gewählt von innen heraus geleistet wird, wirkt sie als wertvolle Rückmelde- und Lernhilfe für ein achtungsvolles Zusammenleben. Wirkt sie aber in selbstabwertender Weise als quasi entgleiste, eskalierte Reaktion gegen sich selbst, kann sie zu schweren destruktiven Folgen bis hin zum Suizid führen.

Oder wird jemand „beschämt", der inhärente kritische Aspekt also mit abwertender (womöglich verächtlicher) Implikation von außen gemacht, wird Scham als überhebliche Grenzüberschreitung, ja oft als „imperialistischer" Unterwerfungsversuch von dem Menschen erlebt, der dem ausgesetzt ist. In diesem Zusammenhang verdeutlicht der Autor auch sehr plausibel, dass dann oft das Gegenteil, nämlich Schamlosigkeit und entsprechende aggressive Eskalationsbeiträge, in einem differenzierten Licht gesehen werden sollte.

Philip Streit zeigt eindrücklich, dass es gerade nicht nützlich ist, Scham nur moralisch oder pathologisierend abzuqualifizieren. Sie sollte – bei klarer Stellungnahme, dass anderes Verhalten erforderlich ist – auch verstanden und gewürdigt werden (und dies auch in Kommunikation deutlich ausgedrückt werden) als Weg und Versuch, mit dem jemand anstrebt, sein gequältes Selbst, die erlebte Entwertung und Kränkung durch die „Gegenoffensive Schamlosigkeit" wieder mit Selbstwürdigung auszugleichen. Mit anschaulichen Beispielen zeigt er auch, wie diese wichtigen und berechtigten Bedürfnisse der Selbstwürdigung und der Autonomie auf andere, konstruktivere Art berücksichtigt werden können und so dieser in seiner Wirkung destruktive Lösungsversuch der Schamlosigkeit produktiv gewendet werden kann. Überhaupt gelingt es dem Autor durchgehend, auch in der Beleuchtung anderer Aspekte, umfassend hinter die Oberfläche der Scham-Dynamik zu schauen und die relevanten Bedürfnisse verstehbar zu machen, die mit ihr zusammenhängen. So trägt er wesentlich dazu bei, dass sogar Schamlosigkeit, wenn sie auf die von ihm so gut beschriebene Art übersetzt wird, nutzbar gemacht werden kann für konstruktive Neugestaltungen miteinander und für eine Kommunikation des wechselseitigen Verstehens. Damit ermöglicht er uns viele Perspektiven, wie eine Scham-Dynamik wieder in eine optimale und Gesundheit fördernde Balance gebracht werden kann.

In diesem Zusammenhang freut es mich besonders aus meiner hypnosystemischen Sicht, mit welcher Kreativität und auch klugem Witz der Autor zeigt, dass und wie man Scham-Prozesse, anstatt sie wegmachen zu wollen, für konstruktive Begegnungen nutzen (utilisieren) kann. Gerade dieser Utilisationsaspekt stellt ja auch eine zentrale Komponente einer kompetenzorientierten hypnosystemischen Psychotherapie dar, hier treffen wir auf eine wahre Fundgrube hilfreicher Utilisationsmöglichkeiten allen relevanten Beteiligten gegenüber.

Durch alle Zeilen seines Buches schimmert auch die liebevolle Haltung des Autors seinen vielen Klientinnen und Klienten gegenüber durch, sowohl Kindern, Jugendlichen, Eltern, aber auch Lehrern und anderen gegenüber. Ich kenne seine Arbeit seit vielen Jahren und weiß aus eigener Anschauung, wie enorm erfolgreich sie ist und wie oft sie schon auch bei als „aussichtslosen, hoffnungslosen Fällen" zu sehr positiven und vorher kaum vorstellbaren Entwicklungen geführt hat. Darin zeigen sich sowohl sein enorm umfassendes Wissen als auch seine ständige Bereitschaft, immer wieder über den eigenen Horizont hinauszublicken und Neues mit aufzunehmen, wenn es als hilfreich erscheint. Ich bin aber sicher, dass die entscheidende Basis dieser großen Erfolge eben diese Haltung des Respekts, der Empathie, der Sympathie, ja, der Liebe zu den Menschen, die zu ihm kommen, ist. Philip Streit schafft praktisch immer sofort einen Kontext, in dem jemand sich sicher, geachtet und in seinen Bedürfnissen gesehen erleben kann, was zu unmittelbarer Beruhigung und Veränderung bisher verengter Perspektiven beiträgt. Diese Haltung kommt auch in diesem Buch deutlich zum Ausdruck.

So gelingt es ihm, Scham-Prozesse als wertvolle Ausdrucksformen der wechselseitigen Bestätigung besser zu integrieren, dass das eigene Erleben von Betroffenen berechtigt ist, gewürdigt wird und dass man sich gemeinsam bemüht, es als sinnvoll erachtete Gemeinschaftsregelungen zu stärken. Dabei zeigt er deutlich, dass die beste Vorannahme dafür eine Kultur des Vertrauensvorschusses ist, im Sinne von „Du bist in Ordnung und hast das sicher nicht absichtlich böswillig gemacht". Weiter macht er klar, dass der Fokus der Aufmerksamkeit ausgerichtet sein sollte auf gewünschte Alternativen anstatt auf Entwertung der bisherigen Beiträge (also mit Blick auf die gemeinsam gewünschte Zukunft, weniger auf die Vergangenheit). Dann wird Scham zur Feedback-Hilfe in Feedback-Prozessen, die einer gewünschten Zukunft dienen und die dafür eine entsprechend hilfreiche, empathische und achtungsvolle Art brauchen, mit der Vergangenheit und Gegenwart umzugehen.

So deutlich und schön, wie der Autor dies zeigt, kann sein Buch sehr beitragen zu einer Kultur wechselseitig bereichernder, achtungsvoller Kommunikationsformen mit Neugier aufeinander, Toleranz und wechselseitigem

Respekt, was wir gerade in unserer heutigen Zeit sehr benötigen. Deshalb danke ich ihm dafür ausdrücklich und wünsche dem Buch den großen Erfolg, den es zweifellos verdient.

Dr. med. Dipl. rer. pol. Gunther Schmidt
Ärztlicher Direktor der sysTelios-Klinik
für psychosomatische Gesundheit Siedelsbrunn
Leiter des Milton-Erickson-Instituts Heidelberg

Vorwort

Was haben Coolness, Wut und Scham gemeinsam? Es handelt sich hierbei um Emotionen, die wohl jeder von sich selbst, aber auch von seinen Kindern und Jugendlichen kennt. Doch kaum jemand macht sich groß darüber Gedanken, was es damit auf sich hat. Naja, ganz so stimmt das nicht. Viele Wissenschaftler, Psychologen und Psychotherapeuten verbringen viel Zeit damit, sich über genau diese Emotionen Gedanken zu machen. Aber nicht nur mit der Frage, was es damit auf sich hat, sondern auch mit dem Ziel herauszufinden, wie man diese Emotionen positiv und konstruktiv nutzen kann, und genau darum geht es auch in diesem Buch.

Wir vom Institut für Kind, Jugend und Familie in Graz, Österreich, werden nämlich tagtäglich von Eltern, Lehrern und Betreuern um Hilfe gebeten, weil diese ihre Kinder und Jugendlichen und deren Verhalten absolut nicht verstehen können. Warum kann er nicht einfach ganz normal antworten oder einfach machen, worum man ihn gebeten hat? Was steckt hier dahinter? Und was kann man dagegen tun? All diese Fragen sollen in diesem Buch nicht unbeantwortet bleiben.

Doch beginnen wir doch einfach einmal am Anfang. Zu Beginn dieses Buches soll erst einmal geklärt werden, wie es zu schwierigem Verhalten überhaupt kommt, was dahintersteckt. Anhand ausgewählter Beispiele soll verdeutlicht werden, dass hinter problematischem Verhalten verletzte Grundbedürfnisse stecken. Deren Missachtung hat große emotionale Auswirkungen.

Im 2. Kapitel geht es darum zu klären, wofür wir unsere Emotionen eigentlich brauchen und was dazu beiträgt, wie und in welcher Form wir unsere Gefühle mit unserer Außenwelt teilen. Wovon hängt es ab, ob man vor Wut eine Vase an die Wand wirft oder tief durchatmet und sich zurückzieht?

Im 3. Kapitel wird einem ganz speziellen Gefühl nachgegangen – nämlich dem der Scham. Was ist Scham? Wann tritt sie auf? Und welche Auswirkungen auf das Leben und die Entwicklung unserer Kinder und Jugendlichen, aber auch von uns Erwachsenen selbst, hat die Scham? Welche Rolle spielt Scham im zwischenmenschlichen Austausch und im gesellschaftlichen Rahmen? So viel sei gesagt: Scham ist allgegenwärtig, und wir und unsere Kinder und Jugendlichen empfinden weit mehr Scham, als uns bewusst ist. Hier sei auch schon verraten: Scham reguliert Beziehungen.

Das 4. Kapitel widmet sich nun einigen Ansätzen, die helfen, zu verstehen und praktisch anzuleiten, wie Scham konstruktiv zur Beziehungsregulation beitragen und letztendlich zu einem gelingenden Miteinander von Kindern, Jugendlichen und Eltern führt. Dabei handelt es sich um die Ansätze der Achtsamkeit in der Beziehung, den Ansatz der Positiven Psychologie, hypnosystemische Überlegungen nach Gunther Schmidt, sowie das Modell der Neuen Autorität nach Haim Omer.

Wie diese Ansätze konkret umgesetzt werden können, wird im 5. Kapitel dann genau besprochen. Dabei geht es nicht nur darum, Strategien zu erlernen, wie man Scham konstruktiv nutzen kann, sondern es werden auch Methoden erklärt, wie man die Scham von einem erhöhten Level auf ein adäquates Niveau bringen kann, um ihre konstruktive Kraft überhaupt nutzbar zu machen.

Im 6. Kapitel geht es darum, Auswege aus der Schamlosigkeit von Kindern und Jugendlichen zu finden, um so wieder ein adäquates interaktionsförderndes Maß von Scham zu erlangen. Strategien wie beispielsweise die Systemische Exposition oder das schambezogene Sit-In zeigen hier besonders gute Effekte und werden detailliert beschrieben, um dadurch wieder ein konstruktives Gesprächsklima zu fördern und die Beziehung zu stärken.

Kap. 7 beschäftigt sich damit, wie Scham im schulischen Kontext zu gelingenden Beziehungen beitragen kann. Dabei wird unterstrichen, wie wichtig die Beziehung und die Gestaltung der Beziehung (zwischen Schülern und Lehrern sowie zwischen Eltern und Lehrern) für ein erfolgreiches Unterrichten ist. Und es werden

Strategien aufgezeigt, mit denen es möglich ist, eben dies zu erreichen (z. B. das Momentlösen, den Zugeben-Modus einnehmen, das Systemic Mirroring, oder aber auch um Unterstützung zu bitten, statt sie einzufordern, und auf den anderen zuzugehen, statt zu warten, bis der andere sich ändert).

Und im 8. und letzten Kapitel dieses Buches wird noch einmal darauf eingegangen, wie Scham konstruktiv für gelingende Erziehung genutzt werden kann und welche Rolle sie im Alltag und im Familienleben spielt. Es werden Möglichkeiten besprochen, um wieder das zurückzugewinnen, was zu hohe Scham oder Schamlosigkeit blockiert, nämlich die Stimme, das offene, interessierte, humorvolle miteinander Sprechen, die Verbundenheit, das aufeinander Zugehen und sich Freuen sowie die Empathie.

Dieses Buch wendet sich an Eltern, Lehrer, Erzieher, aber auch an Psychologen und Therapeuten und alle, denen Kinder anvertraut werden. Es soll helfen, die konstruktive Kraft der Scham zu entdecken und diese zu nutzen, um gemeinsam zu wachsen und aufzublühen. Ich wünsche Ihnen jedenfalls viel Spaß und Gewinn beim Lesen.

im September 2018   Philip Streit

Danksagung

Ein Buch über Scham, Coolness und Wut bei Jugendlichen beim Springer-Verlag schreiben zu dürfen, ist eine große Ehre für mich. Dies wäre nicht möglich ohne die engagierte Kooperation und Zusammenarbeit mit vielen Eltern, deren Schicksale und deren couragierte Herangehensweisen ich auch in diesem Buch beschreibe.

Mein allererster Dank gilt daher diesen Familien und ihren Kindern und Jugendlichen. Bei vielen Mentoren und Inspirationsgebern will ich mich auch bedanken: Zuallererst bei meinem Freund Haim Omer, mit dem ich schon die Ehre hatte, ein Buch über Neue Autorität zu schreiben. Dann bei Uri Weinblatt, dem scharfsinnigen Denker, der Bahnbrechendes über Neue Autorität und Scham geschrieben hat. Ich danke auch Leon Wurmser und Stephan Marks für die spannenden Ideen, welche mir gekommen sind, als ich ihre Bücher lesen durfte. Zu danken habe ich auch meinem Freund Martin Seligman, der mir ein unendlicher Quell positiver Inspiration war, genauso wie Barbara Fredrickson, mit der ich zahlreiche Diskussionen über Aufwärtsspiralen des Gelingens führen durfte. Keiner hat mich so kritisch hinterfragt und dabei so gut weitergebracht wie Gunther Schmidt. Auch ihm sei ein herzliches Dankeschön gegeben.

Dieses Buch würde nicht sein, gäbe es nicht Frau Magistra Eva Godar, die in unermüdlicher und kritischer Arbeit immer wieder alles kontrolliert und Verbesserungen angebracht hat und mich gemeinsam mit meinem Sohn Simon in so manch eine schamvolle Diskussion geführt hat. Ihnen beiden gilt ein besonderer Dank. Danken möchte ich auch dem gesamten Team des Instituts für Kind, Jugend und Familie in Graz. Ohne die unermüdliche Arbeit meiner Kolleginnen und Kollegen gäbe es keinen so reichhaltigen Erfahrungsschatz. Ebenso hätte ich nicht die Ausdauer und die Kraft gehabt, dieses Buch wirklich fertigzustellen, hätte ich nicht meine geliebte Frau, Dr. Brigitte Streit-Emberger. Die besonders weiterführenden Gespräche habe ich ihr zu verdanken.

Last but not least möchte ich auch dem Springer-Verlag danken: hier vor allem Frau Monika Radecki für ihre unermüdliche Geduld und Frau Dr. Ester Dür für ihre Ermutigungen. Ein besonderer Dank gilt auch Frau Stephanie Kaiser-Dauer für das sorgfältige Lektorat und die vielen Anregungen, den Text lesbarer zu machen.

Inhaltsverzeichnis

1   **Coolness, Scham und Würde – eine Annäherung**   1
    1.1   Bedürfnisse und unvollständige Lösungen   5
    1.2   Gefühle und Bedürfnisse   9
    1.3   Zusammenfassung   11

2   **Die Macht der Gefühle – ein bisschen Psychologie**   13
    2.1   Die Macht der Gefühle   14
    2.2   Neurobiologie und Basisemotionen   16
    2.3   Vom Sinn der Emotionen   18
    2.4   Die Kunst der Gefühlsregulation   21
    2.5   Zusammenfassung   24

3   Das Schamgefühl – die versteckte öffentliche
     Emotion   25
     3.1   Was ist Scham?   27
     3.2   Die Ambivalenz der Scham   29
     3.3   Konstruktive Scham   31
     3.4   Destruktive Scham   31
     3.5   Drei Elemente der Scham   37
     3.6   Zusammenfassung   40

4   Scham konstruktiv für eine gelingende
     Erziehung und Beziehung mit Kindern und
     Jugendlichen nutzen   43
     4.1   Scham und Beziehungsregulation   45
     4.2   Das Erkennen von Scham   52
     4.3   Das konstruktive Nutzen der Scham   56
     4.4   Achtsamkeit, der Weg zu Ruhe und
            Gelassenheit   61
     4.5   Positive Psychologie – der Weg zum
            gelingendem Leben   62
     4.6   Systemische und hypnosystemische
            Ansätze, Mentalizing   69
     4.7   Schamregulation und Neue Autorität   72
     4.8   Zusammenfassung   75

5   Die konstruktive Kraft der Scham nutzen –
     Werkzeuge, Tools und Interventionen   77
     5.1   Resonanz, Achtsamkeit und
            Beziehungsregulation durch Scham   79
     5.2   Deeskalieren, aktiv konstruktiv kommu-
            nizieren und Beziehungsregulation durch
            Scham   83

5.3 Werkzeuge, die helfen, die Scham
zu entdecken und hervorzukitzeln:
Provokation, Humor und Mentalizing   86
5.4 Struktur und Systemic Mirroring:
Werkzeuge zum Regulieren der Scham   93
5.5 Öffentlichkeit herstellen   97
5.6 Zusammenfassung   101

6 Schamlosigkeit – wenn die Scham
„offline" ist   105
6.1 Systemische Exposition – systematische
Herstellung von Öffentlichkeit   108
6.2 Botschaften der Systemischen
Exposition   110
6.3 Das schambezogenen Sit-In   113
6.4 Zusammenfassung   117

7 Brennpunkt Schule – wie Scham hier zu
gelingenden Beziehungen verhelfen kann   119
7.1 Den Moment lösen   124
7.2 Gesprächsformen zur konstruktiven
Nutzung von Scham   125
7.3 Das Lehrer-Schüler-Gespräch   126
7.4 Das Eltern-Lehrer-Gespräch   133
7.5 Zusammenfassung   135

8   Scham konstruktiv für gelingende
     Erziehung nutzen – ein Leitfaden für
     Familie und Alltag   137
     8.1   Entscheidend: die Beziehung der Eltern
           zueinander   138
     8.2   Drei notwendige Bedingungen   139
     8.3   Sieben Grundhaltungen, Einstellungen
           und Verhaltensweisen, die die Kraft der
           Scham potenzieren   144

Literatur   149

Über den Autor

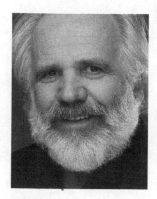 **Dr. Philip Streit** leitet das Institut für Kind, Jugend und Familie in Graz, wo er als Klinischer Psychologe und Psychotherapeut mit Kindern, Jugendlichen und ihren Familien arbeitet. Er ist Autor verschiedener Bücher über Neue Autorität und Positive Psychologie im Alltag mit Kindern und Jugendlichen und arbeitet eng mit Martin Seligman und Haim Omer zusammen.

1

Coolness, Scham und Würde – eine Annäherung

Martin sitzt vor der Schule im Auto bei seinem Vater und schweigt. Er will nicht in das Schulgebäude gehen. Die anderen Kinder gehen dort hinein, dem Vater ist es bereits peinlich, dass sein Sohn im Auto sitzen bleibt. Schließlich reißt Martin die Tür auf und verabschiedet sich mit den Worten „Fick dich!" von seinem Vater, einem Architekten. In der Klasse vergräbt sich der 11½-jährige, gut intelligente Junge im letzten Winkel des Übungsraumes und spricht mit keinem. Die angesetzte Deutschschularbeit verweigert er einfach, trotz mehrmaliger Aufforderungen seiner Lehrer. Auch der Martin wegen seines Verhaltens zusätzlich zur Seite gestellte Betreuer gibt sein Bestes, um Martin zu gewinnen. Eine Stunde später macht Martin dann im offenen Unterricht bei einem sozialen Spiel mit. Andere Schüler müssen angeguckt werden, und der,

© Springer-Verlag GmbH Deutschland, ein Teil von Springer Nature 2019
P. Streit, *Coolness, Scham und Wut bei Jugendlichen*,
https://doi.org/10.1007/978-3-662-56681-7_1

der dies bemerkt, soll sich dann melden. Martin meldet sich aus Versehen, weil er glaubt, ein Mädchen habe ihn angeguckt und nicht jemand anderen. Die Klasse biegt sich vor Lachen. Martin schreit auf und wirft einen Sessel quer durch die Klasse. Daraufhin muss er mit seinem Betreuer in den eigens dafür vorbereiteten Übungs- und Nachdenkraum gehen. Dort tritt er nach kurzer Zeit seinem Betreuer ins Knie, woraufhin sein Klassenvorstand die Eltern anruft und Martin abgeholt werden muss. Dies kann bis zu zwei- und dreimal in der Woche in der Schule passieren.

Als Sarah, die älteste Tochter eines Ärzteehepaares, in der 7. Klasse (entspricht in Deutschland der 11. Klasse) bei der Mathematik-Schularbeit versagt, beschließt sie, nicht mehr in die Schule zu gehen. Sie bleibt einfach zu Hause, täuscht Schmerzen vor, vor allem aber spricht sie mit kaum jemandem mehr. Und wenn, dann überhäuft sie ihren Vater mit Vorwürfen und zischt ihre Mutter an. Keiner weiß, was mit dem Mädchen, das so fröhlich und lustig war, nun plötzlich los ist. Endlich nach dem Sommer ist Sarah bereit, in eine neue Schule zu gehen, und schafft das auch am Anfang ganz gut. Sie bekommt auch wieder WhatsApp-Kontakt zu ihren alten Freundinnen aus der vorigen Schule, die nun im Matura (Abitur)-Jahrgang stehen. Doch dann kommt in der Schule eine Lehrerin auf sie zu und sagt, sie müsse jetzt endlich in den Hauptgegenständen (Hauptfächern) etwas mehr machen, so gescheit wie sie sei, sei das ja nicht mit anzusehen. Sarah geht an diesem Tag nach Hause, sperrt sich wortlos in ihrem Zimmer ein und zieht die Decke über den Kopf. Mit niemandem spricht sie, das bleibt zwei Tage so. Die

Eltern sind verzweifelt. Der Vater schreit Sarah an, dass dies nicht so weitergehen kann, und die Mutter wird fürchterlich wütend auf den Vater.

Wegen einer Bagatelle attackiert der 15-jährige Oliver seine Mutter mitten im Wohnzimmer. Sein Vater reißt ihn weg, und ich als sein ihn besuchender Psychologe unterstütze den Vater, den Wütenden von weiteren Attacken auf seine Mutter aufzuhalten. „Ich töte euch, ihr Missgeburten!", schreit Oliver voller Wut zu seinen Eltern. Wegen solcher und ähnlicher Attacken war Oliver bereits für 3 Wochen in der Kinder- und Jugendpsychiatrie. „Das, was ihr mir da angetan habt, werde ich euch nie verzeihen." Nur langsam beruhigt sich die Situation, und Oliver zieht sich in sein Zimmer zurück. Als ich mich dann verabschieden will, klopfe ich an die Tür von Oliver. Oliver reißt diese auf und zischt: „Tritt nicht über meine Schwelle, du Kröte! Das ist meine Privatsphäre!" Ich ziehe es vor, mich zu verkrümeln, und frage dann meinen Freund, Haim Omer, wie ich mich denn hätte verhalten sollen. Dieser sagt in seiner gewohnt väterlich-souveränen Art: „Es war richtig, dass du gegangen bist. Auch das Kind hat seine Würde."

Julia ist 17 und bildhübsch. Das sieht die Umwelt aber nicht. Immer hat sie eine Kappe tief ins Gesicht gezogen und umhüllt sich mit deckenartigen Kleidern. In der Schule läuft es nicht mehr richtig. Einmal haben sie ihre Eltern schon aus dem nahegelegenen Fluss, wo sie hüfttief im Wasser stand, herausgeholt. Immer wieder droht Julia mit dem Umbringen. Nichts passt. Eines Tages fügt sie sich auch noch tiefe Schnittwunden zu und sagt zu ihrer Mutter, die sehr besorgt ist um sie: „Weißt du, heute ist es soweit." Daraufhin fassen sich Mutter und Vater ein Herz und bringen Julia, auch nach Anraten ihrer Therapeuten[1], in die Kinder- und Jugendpsychiatrie.

Sebastian, 15 Jahre alt, hat es sich in seinem Zimmer gemütlich eingerichtet. An seinem Bettende thront ein überdimensionaler Fernseher. Dieser ist mit einer gut und laut klingenden Verstärkeranlage verbunden. Sebastian verfügt auch über alle Spielkonsolen, die es nur irgendwie gibt. In der Schule war Sebastian schon seit über 6 Monaten nicht mehr. Seine Mutter, eine tüchtige Schichtarbeiterin, ist schon ganz verzweifelt. Sie überlegt, ob sie dieses Kind, von dessen Vater sie getrennt ist, nicht endlich in ein Heim geben solle. Dagegen sind aber die Eltern der Mutter. Der Großvater sagt: „Lass ihn doch." Als die vom Jugendamt bereitgestellten Therapeuten zur Familie kommen, ist Sebastian zunächst freundlich und gibt eine Audienz. Dann deutet er ihnen unverhohlen an, gemeinsam mit seiner Mutter nun doch endlich aus seinem Zimmer zu verschwinden. Er sagt, er brauche seine Ruhe, und zieht die Decke über den Kopf. Als dann Fernseher, Spielkonsolen und auch Handy ohne Vorankündigung entfernt werden, bleibt Sebastian überraschenderweise ganz ruhig. Plötzlich aber verschwindet er aus dem Haus, läuft umher und klettert schließlich auf einen Baum. Von dort kommt Sebastian aber auch überraschend schnell wieder herunter. Die Betreuer Vanessa

---

[1]Es sind stets Personen männlichen und weiblichen Geschlechts gleichermaßen gemeint; aus Gründen der einfacheren Lesbarkeit wird im Folgenden nur die männliche Form verwendet.

und Rick gehen auf ihn zu und können langsam sein Herz gewinnen und schaffen es sogar, dass sie ihn in die Schule begleiten. Dort wird ihm gesagt, dass eine Stunde allein dazubleiben nicht genüge – er müsse 8 h dableiben. Schreiend rennt der Junge, ganz entgegen seiner sonstigen ruhigen Art, aus dem Schulhaus und verbarrikadiert sich wieder zu Hause, ohne Handy und ohne Anlage.

1.1 Bedürfnisse und unvollständige Lösungen

„Was ist hier los?", fragen nicht nur wir, vom Institut für Kind, Jugend und Familie. Auch die Angehörigen und Eltern der Jugendlichen fragen sich dies, ebenso wie Lehrer und Betreuer. „Was geht hier ab? Was ist in diese Kinder gefahren, die ja allesamt offensichtlich gut intelligent und auch gar nicht so schlecht erzogen sind?", so könnte man fragen. Ganz offensichtlich werden sie auch nicht von einer schweren Krankheit heimgesucht mit endogenen Ursachen oder Ursachen in einer schwer traumatisierten Kindheit. Es hat zwar bei keinem an Diagnosen gemangelt. So hat Martin alles abbekommen, was es schon gibt, von Autismus-Spektrum-Störung bis Hyperaktivität samt medizinischer Versorgung. Bei Oliver hat man es mit einer schweren Entwicklungsstörungen des sozial-emotionalen Verhaltens probiert, bei Sarah eine schwere Depression unterstellt, bei Julia selbstredend selbstverletzendes Verhalten, Autoaggression. Sebastian läuft unter psychosozialer Vernachlässigung, weil der Vater nicht zugegen ist und väterliche und mütterliche Großeltern sich nicht gut verstehen.

Alles von dem mag durchaus eine kleine Rolle spielen, und verschiedene Zuschreibungen mögen durchaus beruhigende Wirkungen gehabt haben. Zu einem schlüssigen Konzept dessen, was hier abläuft und wie möglicherweise weiter vorzugehen ist, kommen wir trotzdem nicht so leicht. Ratlosigkeit, Hilflosigkeit, Aussichtslosigkeit, Berührtsein und Schmerz dominieren nicht nur bei den betroffenen Bezugspersonen, sondern auch bei den Jugendlichen und durchaus auch bei denen, die sie unterstützen sollen.

Ganz offensichtlich sind aber Bedürfnisse von Kindern und Jugendlichen und auch die der Eltern im Spiel. Die amerikanischen Sozialpsychologen Deci und Ryan (2013) unterscheiden drei wesentliche menschliche psychologische Grundbedürfnisse: 1. das Bedürfnis nach Zugehörigkeit (und Teilhabe) – nach einem sicheren Platz innerhalb einer Gemeinschaft, 2. das Bedürfnis nach Autonomie – unabhängig, eigenständig etwas vollbringen zu können, und 3. das Bedürfnis nach Erfolg – eigenständiger, selbst vollbrachter Leistung. Nach der Erfüllung dieser Grundbedürfnisse streben alle Menschen, postulieren Deci und Ryan. Dies nicht, ohne dafür handfeste, wissenschaftliche Beweise vorlegen zu können. Und auch wir selbst brauchen nur in unserem Alltag nachzuschauen. Wenn wir kein gutes Zugehörigkeitsgefühl haben, laufen wir unrund. Wenn wir nicht autonom frei etwas selbst entscheiden können, dann fühlen wir uns beengt. Und wenn wir nicht etwas „Außergewöhnliches" vollbringen können, dann sind wir nicht zufrieden, dann leidet unser

Selbstwertgefühl. Wenn alle drei nicht passen, fühlen wir uns oft wertlos, nutzlos und ausgeschlossen.

Schauen wir uns unsere Jugendlichen an. Ganz offensichtlich haben alle in irgendeiner Form Probleme mit der Erfüllung ihrer Grundbedürfnisse. Martin denkt ganz offensichtlich, zumindest auf jeden Fall in der Schule, nirgends dazuzugehören. Gibt es einmal ein Problem, wird er entfernt. Julia scheint ganz offensichtlich Probleme mit Autonomie zu haben, dies wird nach wenigen Sätzen, die man mit ihr spricht, klar. Sie leide sehr, so sagt sie, unter der bestimmenden Art ihrer Mutter. Nichts, aber gar nichts, könne sie ihr Recht machen. Das laufe oft sehr indirekt – was solle sie denn nun tun? Oliver ist sehr behütet, aber fühlt sich massiv eingeschränkt bei seinem Computerspiel, das die Eltern abstellen wollen, nachdem es schon tägliche Ausmaße von über 6–8 h angenommen hat. Sebastian erfüllt sich seinen Traum von Autonomie und Außergewöhnlichkeit auf seine Art – in seinem Zimmer, in dem er sich seine eigene Burg gebaut hat. Und Sarah fühlt sich minderwertig und nicht mehr zugehörig zu ihren Schulfreundinnen. Wie die Gespräche ergeben, macht sie ihren Vater dafür verantwortlich.

Nehmen wir nun eine systemische Theorie zu Hilfe, um dies weiter zu erklären. Diese besagt, wie auch schon in meinem Buch *Jugendkult Gewalt* (Streit 2010) dargestellt, dass Kinder und Jugendliche ihre Verhaltensweise nie zufällig wählen – bewusst oder unbewusst. Sie sind in ihren Augen die bestmöglichen Verhaltensweisen, um ihre psychologischen Grundbedürfnisse zu erfüllen. Diese Verhaltensweisen ergeben sich, sagen wir es einmal allgemein, aus der jeweiligen Situation und natürlich auch aus dem Effekt, den sie erzielen. Nehmen wir nun einmal Martin als Beispiel. Wenn er tobt und schreit, wird er „zielgerichtet" in die für ihn sicherste Umgebung, nämlich nach Hause, entlassen. Wenn er seine Eltern attackiert, schenken diese ihm Aufmerksamkeit. Auch um die anderen Jugendlichen, die ich beschrieben habe, sind alle besorgt.

Zugleich scheinen all diese Handlungen und Verhaltensweisen und auch die Gefühle der Jugendlichen nicht zu passen. Warum? Weil sie von erwachsenen Bezugspersonen, Lehrerinnen und Lehrern als nicht angemessen betrachtet werden. Also das, was der Jugendliche glaubt, was das Beste für ihn ist, wird von den Erwachsenen als unangemessen betrachtet. Nun wird versucht, dieses Verhalten in eine Schablone zu pressen. So kommt es dann schlussendlich zu Diagnosen, weil wir ganz offensichtlich einen Rahmen brauchen, an dem wir uns festhalten können, damit wir Erwachsenen zumindest irgendwie mit dem manchmal sehr bizarren Verhalten umgehen können.

Die systemische Theoriebildung, vor allem auch die hypnosystemische Theoriebildung von Gunther Schmidt (2017, 2018), geht hier noch ein bisschen weiter. Wir selbst beteiligen uns daran, dass dieser Kreislauf aufrecht erhalten bleibt. Wir beginnen uns nämlich unbewusst gegenüber diesen Jugendlichen genau so zu verhalten, dass sie nicht anders können, als sich aggressiv zu verhalten. Warum? Nehmen wir Oliver als Beispiel: Wenn er sich seinen Eltern nähert, dann nehmen diese schon eine abwehrende Haltung ein und signalisieren „Tu das ja nicht!", oder „Geh in die Schule!", oder „Sperr dich nicht ein!". Der eigentliche, wertvolle Hintergrund des schwierigen Verhaltens rückt in weite Ferne, wird nicht mehr erkannt, genauso wenig wie die schier unermessliche Energie von Oliver. Stattdessen schaukelt sich die Situation auf – für viele noch immer die beste Möglichkeit, ihre Grundbedürfnisse zu erfüllen.

1.2 Gefühle und Bedürfnisse

Aber eines bleibt immer noch nicht ganz erklärt: Wie kann es sich so gewaltig aufschaukeln? Wie kann es sich so aufschaukeln, dass auch hochgebildete erwachsene Menschen ihre Contenance verlieren, brüllen, schreien und toben, ignorieren – und nicht nur die eingangs beschriebenen Jugendlichen?

Offensichtlich sind hier in der Interaktion Gefühle und Emotionen im Spiel. Emotionen – das wissen wir beispielsweise aus der Erforschung menschlichen Verhaltens – sind körperliche, gefühlsmäßige und auch gedankenmäßige Zustände, die in uns hochkommen, wenn wir auf gewisse Auslöser, Reize treffen. So wissen wir zum Beispiel: Wenn wir in einer Situation sind, die wir nicht eindeutig zuordnen können, die für uns neu ist, etwa Geräusche in der Dunkelheit, überschwemmt uns das Gefühl der Angst. Oder wenn wir Aussicht auf Erfolg haben und diesen dann auch erreichen, empfinden wir Freude oder Zugehörigkeit. Emotionen können nach dem berühmten Emotionsforscher Paul Ekman (2016) und auch nach Philip Zimbardo (2015) unangenehm oder angenehm sein. Verspüren wir unangenehme Emotionen, sind diese dazu da, um von etwas wegzukommen.

Verspüren wir Angenehmes, ist dies dazu da, um irgendwo hinzukommen. Natürlich ist das, was wir heute als Menschen erleben, durch unser Denken, Handeln und unsere Erfahrungen getönt. Grundsätzlich sind Emotionen aber dazu da, um gemeinsam mit unserem Denken, Fühlen und Handeln unser Verhalten, unseren Umgang zu regulieren. Dies lernen wir in der Sozialisation und wird dann als Affektkontrolle oder Emotionsregulation bezeichnet.

Was bedeutet das nun für unsere Jugendlichen und unser Thema? Ganz offensichtlich gehen, wenn Oliver, Martin, Sarah, Sebastian oder Julia auf ihre Bezugspersonen – vorrangig Eltern, aber auch andere – treffen, die Emotionen hoch. Ganz offensichtlich spielen Angst, Wut, Zorn, Furcht auf beiden Seiten eine gewaltige Rolle. Sie brechen aus und schaukeln sich gegenseitig hoch.

Aber schauen wir noch einmal genau hin: Irgendetwas liegt noch dahinter. Martins Vater deutet es an: Es ist ihm peinlich, dass sein Sohn nicht aussteigt. Sarah, ganz offensichtlich, verkriecht sich in ihrem Zimmer, möchte in den Boden versinken. Möglicherweise schämt sie sich, nicht zu entsprechen. Julia möchte sich am liebsten verstecken, sich vor niemandem zeigen. Auch Oliver verkriecht sich, genauso wie Sebastian, am liebsten in seinem Zimmer. Schämen auch sie sich?

Möglicherweise besteht ein Zugang zum Verständnis oder zur Handlungsorientierung im Umgang mit diesen durchaus außergewöhnlichen Kindern und Jugendlichen und ihren Familien darin, dass wir uns näher mit einem oft unentdeckten, unerkannten Gefühl beschäftigen, nämlich dem der Scham. Dies soll nun im nächsten Kapitel erfolgen.

1.3 Zusammenfassung

Julia, Sebastian, Martin, Oliver, Sarah – sie alle sind junge Menschen, die vor allem drei Dinge wollen, wie andere Jugendliche auch: zugehörig oder dabei sein, sich unabhängig, autonom fühlen und etwas erreichen. Gelingt dies nicht, greifen sie zu oft krassem, auffälligem, emotional überschießendem Verhalten. Dies wird von der Erwachsenenwelt jedoch nicht als Lösungsstrategie anerkannt. Die inkompletten Lösungen führen bei uns Erwachsenen oft zu Ohnmacht, Hilflosigkeit und Ausweglosigkeiten. Das erklärt aber noch nicht vollständig, warum es so gar keine Annäherungen mehr zu geben scheint. Dahinter steckt offensichtlich eine grundlegende Emotion, die hier regulierend tätig ist – die Scham.

1.3 Zusammenfassung

2

Die Macht der Gefühle – ein bisschen Psychologie

Stellen Sie sich vor, Sie gehen in der Dunkelheit alleine durch einen Park. Plötzlich knackt es irgendwo ganz in Ihrer Nähe. Sie erschaudern, Ihr Blutdruck steigt. Ihre Muskeln ziehen sich zusammen, die Augen weiten sich. Sie blicken umher, sind reaktionsbereit. Ganz offensichtlich handelt es sich um Angst, eine Emotion, die bei uneindeutigen Gefahrensignalen – so sagt die Psychologie – auftritt. Sie blicken angespannt weiter umher. Plötzlich entdecken Sie den alten Mann, der auf einen Ast getreten ist und den Sie übersehen haben. Schlagartig verfliegt die Angst.

Nehmen wir nun ein anderes Beispiel: Ihr Kind ist plötzlich verschwunden. Sie sind angespannt und besorgt, was passiert ist. Da taucht es plötzlich wieder auf, weil es sich im Park verlaufen hatte. Freudenstrahlend laufen Sie auf das Kind zu und nehmen es in die Arme.

© Springer-Verlag GmbH Deutschland, ein Teil von Springer
Nature 2019
P. Streit, *Coolness, Scham und Wut bei Jugendlichen*,
https://doi.org/10.1007/978-3-662-56681-7_2

Oder jemand überbringt Ihnen eine gute Nachricht – dass Ihr Stellengesuch angenommen wurde oder dass sie eine Auszeichnung erhalten haben. Freudig erregt werfen Sie die Arme in die Höhe, tanzen vor Freude. Ganz offensichtlich handelt es sich hier um eine entgegengesetzte Emotion, nämlich Freude.

2.1   Die Macht der Gefühle

Was sind nun Emotionen? Die Wissenschaft der Psychologie definiert Emotionen als weitschichtige, also komplexe, sehr oft genetisch vorgeformte Denk-, Erlebens- und Verhaltensmuster, die plötzlich auftreten. Sie dauern in der Regel nicht länger als 3–30 s. Sie können schnell in eine andere Emotion übergehen und ihre Intensität ändern. Ganz offensichtlich haben sich Emotionen im Laufe der Entwicklung des Menschen herausgebildet, um dem Menschen ein schnelles Reagieren und Handeln zu ermöglichen. Entpuppt sich zum Beispiel das Geräusch im Park als ein herumlaufender Braunbär, dann werden Sie, ohne viel zu denken, so schnell wie möglich wegrennen. Das Gleiche passiert, wenn es sich um eine Gestalt handelt, die angreifen will. Sie werden schreien und das Licht aufsuchen. Der vom Körper sofort eingeleitete Erregungsanstieg versorgt Sie mit der nötigen Energie und Zielgerichtetheit. Genauso können Sie sich dies für ein freudiges Ereignis vorstellen – betrachten Sie nur Christiano Ronaldo nach einem Tor.

Es gibt hunderte Ausdrücke für Emotionen: Glück, Freude, Ekel, Verachtung, Überraschung, Ekstase, und

und und … Die Psychologie hat versucht, Emotionen grundlegend einzuteilen. Wir können daher zwischen einer angenehmen und einer unangenehme Dimension bei Emotionen unterscheiden. Angst und Furcht sind typisch unangenehm, Freude und Ekstase typisch angenehm. Weiters können wir anhand einer Dimension der Intensität unterscheiden. Steigt zum Beispiel die Intensität der Freude, wird daraus Ekstase, steigt die Intensität der Furcht, wird daraus Panik. Anhand einer dritten Dimension – Aktivität – kann noch weiter differenziert werden. Hier unterscheiden wir zwischen passiv und aktiv. Nehmen wir zum Beispiel Trauer und Wut. Trauer ist sicher ziemlich passiv, während Wut eindeutig – man kann denken darüber, was man will – aktiver ist.

Viel ist in der Emotionsforschung auch darüber diskutiert, ja sogar gestritten worden, wie Emotionen entstehen. Ein Teil der Forscher nimmt bis heute an, dass sich Emotionen aus einem undifferenzierten, unspezifischen Erregungszustand herausdifferenzieren und sich allmählich entwickeln. Ein anderer Teil nimmt an, dass grundlegende Emotionsmuster angeboren sind und dass von Geburt an emotional unterschiedliche Verhaltens- und Erlebensweisen vorhanden sind. Vieles spricht für die zweite Version – zum Beispiel Erkenntnisse aus der Empathieforschung. Vieles spricht jedoch auch dafür, dass sich viele Emotionen aus einem undifferenzierten emotionalen Erregungszustand durch Lernen herausbilden. Heute geht die Psychologie in diesem Bereich von einem Kompromiss – einem Sowohl-als-auch – aus.

Grundsätzlich entstehen Emotionen infolge eines Außenreizes. Welche Intensität und welche Ausrichtung sie bekommen, hängt einerseits von grundlegenden, möglicherweise genetisch angelegten Mustern ab, aber genauso von der Art und Weise kognitiver Bewertungen. Je nach Bewertung können sich Richtung und die Intensität der Reaktion entwickeln. So kann Angst, wie ich auch in meinem Buch *Ich will nicht in die Schule* (Streit 2016) beschrieben habe, plötzlich von einem vermeidenden Reaktionsmuster in ein aktiv zugehendes Reaktionsmuster umgewandelt werden.

Grundlegende Übereinstimmung besteht auch darin, dass Emotionen nicht grundsätzlich gut oder schlecht sind, sondern alle Emotionen für Menschen nützlich sind – die unangenehmen (etwa Angst, Ekel und Furcht) genauso wie die angenehmen (Freude, Überraschung und Liebe). Die einen bedingen ein Vermeiden von unangenehmen Zuständen, die anderen ein Zugehen und ein Entwickeln. Nicht umsonst bezeichnet Barbara Fredrickson (2011) positive Emotionen, damit meint sie angenehme, als kleine Maschinen positiver Entwicklung und Veränderung.

2.2   Neurobiologie und Basisemotionen

Es scheint paradox: Möglicherweise kann eine zunächst unangenehme Emotion in eine angenehme übergehen. Das liegt, wie der Harvard-Professor Tobias Esch in seinem Buch *Neurobiologie des Glücks* (2017) anschaulich darstellt, an der Art und Weise, wie der Mensch Herausforderungen meistert und Erfolge anstrebt. Am Anfang einer Handlung, die wir ausführen wollen, steht immer eines: eine gewisse Herausforderung. Diese Herausforderung geht einher mit einem Erregungsanstieg, wir können auch sagen, einer gewissen Grundangst. Diese Grundangst stellt uns die notwendigen Stresshormone zur Verfügung, nämlich Adrenalin und Kortisol, damit wir angemessen reagieren können. Zugleich brauchen wir eine angemessene Aussicht auf Erfolg. Diese aktiviert das Belohnungszentrum, den Nucleus Accumbens beispielsweise, der die nötige Menge an Dopamin anfordert, um zielgerichtet und erfolgsorientiert arbeiten zu können. Adrenalin, Kortisol und Dopamin arbeiten dann zusammen, bis die Aufgabe erledigt und das Ziel erreicht ist. In einer Art Stoffwechselverschmelzung produzieren sie dann körpereigene Beruhigungsmittel, sogenannte Endorphine. Diese Reaktionen, so Esch, laufen in einem balancierten Körper-Geist-Organismus quasi automatisch ab. Sie können jedoch auch empfindlich gestört worden sein, sei es durch unsere inneren kognitiven Erfahrungen und Bewertungen und/oder durch dauernde Überforderung von außen.

Generelle Übereinkunft herrscht in der Psychologie auch darüber, dass es grundlegende Emotionen gibt, sogenannte Basisemotionen, die in allen Kulturen auftauchen und die, wie der berühmte Amerikaner Paul Ekman erforscht hat, den gleichen Gesichtsausdruck zeigen. Paul Ekman (2016) unterscheidet sechs solcher grundlegenden Basisgefühle: zwei angenehme (Freude und Überraschung) und vier sozusagen unangenehme (Angst, Trauer, Wut und Abscheu, verbunden mit Verachtung). Carroll Izard (1991) unterscheidet zehn: Interesse, Leid,

Widerwillen, Freude, Zorn, Überraschung, Scham, Furcht, Verachtung und Schuldgefühl. Schon hier lässt sich erkennen, dass Scham ganz offensichtlich ein grundlegendes emotionales Phänomen sein muss. Aus diesen Basisgefühlen entwickelt sich dann eine Reihe von anderen Emotionen, Gefühlen, Stimmungen, Affekten, wie etwa nachdenklich, staunend, gereizt, besorgt, verwirrt, gelassen und viele andere mehr.

2.3   Vom Sinn der Emotionen

Damit bleibt eine Frage übrig: Wozu dienen eigentlich Emotionen? Emotionen, das wird aus dem bisher Gesagten schon ansatzweise deutlich, regulieren das Leben von Menschen – Erwachsenen, Kindern und Jugendlichen. Sie schützen und helfen – das war auch ihre ursprüngliche Funktion. Sie garantieren uns das Überleben und weisen den Weg für weitere Entwicklung. Sie sind sozusagen die angenehmen wie unangenehmen, wir können auch sagen: positiven wie negativen, Motoren unseres Daseins. Sie geben unserem Leben die Farben. Sie sind das Getriebeöl der Intuition. Wie würde das Leben wohl ausschauen, gäbe es keine Emotionen? Emotionen sind in einem hohen Ausmaß auch interaktiv. Emotionen ermöglichen Zwischentöne, sie sind nicht nur nüchtern und klar. Sie sind wohl eine der herausragendsten menschlichen Spezifitäten, die uns, wenn wir es so nennen wollen, von Robotern und anderen sogenannten künstlichen Intelligenzen unterscheiden.

Nicht umsonst sieht der berühmte Existenz-Psycho-
therapeut C.G. Jung sie als Grundlage unserer Persönlichkeit. Verena Kast (2011) beschreibt dies eindrucksvoll:

> Unter Affektivität versteht C.G. Jung Gefühl, Gemüt,
> Affekt und Emotion. Diese Aussage mundet modern an.
> Es ist eine Idee, die heute weit verbreitet ist. Das mensch-
> liche Leben ist von Anfang bis Ende von Emotionalität
> begleitet. Im Wachen und im Träumen. Jede Erfahrung,
> jede Erinnerung ist mit Emotion verknüpft, oder wir
> erinnern nicht. Wandlung, Veränderung benötigt Emo-
> tion. Sowohl Emotionen, die zu stark sind und den Men-
> schen stressen, als auch Emotionen, die zu schwach sind
> und die Funktion als Orientierungsgeber nicht erfüllen
> (zum Beispiel in der Schamlosigkeit), müssen verarbeitet
> werden. Erst dann ist es wieder möglich, durch die Emo-
> tionen und mit den Emotionen die Beziehung zur Außen-
> welt, aber auch zur Innenwelt so zu regulieren, dass nicht
> ständig Stress entsteht.

Spätestens jetzt müssen wir versuchen, weitere Begriffe zu
klären. Was ist denn dann eigentlich ein Affekt? Affekte
sind einschießende heftige Gefühle, welche körperlich
deutlich erlebbar sind, mit hoher psychischer Erregung
einhergehen und meistens eine soziale Reaktion hervorrufen. Sie sind das Ergebnis unbewusster emotionaler
Verarbeitungsprozesse. Oft werden Affekte als diffuse
Zustände erlebt, die sich in körperlichen Reaktionen
zeigen können: Anspannung, Druck in der Brust, Ver-
krampfung. Ein bewusster Zugang zum Auslöser besteht
bei den Affekten – im Gegensatz zu den Emotionen –
zumeist nicht. Emotionen beinhalten meist mehr kognitive

Verarbeitungsprozesse und beziehen sich meist auf einen biografischen Kontext, was sie dem Bewusstsein zugänglicher machen. Affekte sind das von vornherein nicht.

Was ist nun ein Gefühl? Unter einem Gefühl verstehen Barbara Fredrickson (2011) und andere Forscher die subjektive Wahrnehmung einer Emotion. Die Fähigkeit, Gefühle zu haben und Gefühle zu regulieren, erfordert ein Bewusstsein seiner Selbst und des eigenen Verhältnisses zur Umwelt. Gefühle können wir benennen, oder wir können sie über Bilder mitteilen. Sie können körperlich, etwa im Atem, wahrgenommen werden. Gefühle können wir aber auch verstecken. Die innerlichen Gefühle können innerlich und äußerlich wahrnehmbar sein. Die Innerlichkeit eines Gefühls steht oft im Gegensatz zum beobachtbaren Ausdruck von Emotionen, der immer sichtbar ist.

Wir können auch noch einen Unterschied zu Stimmungen machen. Stimmungen sind unspezifisch, während Gefühle spezifischer auf konkrete Ziele, Anlässe, Personen und Kontexte bezogen sind. Gefühle sind immer von kurzer Dauer. Gefühle sind immer mit Emotionen verbunden, mit unserem Denken, unseren Wertehaltungen. Sie werden durch unsere Vorstellungen von der Zukunft, unsere früheren Lebenserfahrungen und Beurteilungen beeinflusst. Welche Gefühle wir letztendlich haben, entscheiden wir in unserem Kopf, und ohne Gefühle wäre uns alles egal. Die Stimmung ist länger andauernd als ein Gefühl – sie ist der atmosphärische Hintergrund in unserem Leben, zumindest über gewisse Phasen. Sie kann auch als Grundstimmung unser Leben maßgeblich beeinflussen – Optimismus versus depressive Grundstimmung zum Beispiel.

Insgesamt muss allerdings gesagt werden, dass keine scharfe Trennung zwischen Emotion, Affekt, Stimmung und Gefühl vorgenommen werden kann und wir sie alle durchaus, wie von C.G. Jung und auch den Positiven Psychologen vorgeschlagen, unter dem Begriff der Affektivität subsumieren können. Eine gute Zusammenfassung des bisher Gesagten bietet die Arbeitsdefinition von Barbara Fredrickson für Gefühle, für Emotionen: Sie sind kurz, dauern 3–30 s, umfassen mehrere Komponenten (Geist, Körper und System, also die Umwelt), werden von einer Sinnesbewertung eingeleitet und lösen eine sich selbst erhaltende Spirale aus, die das Unangenehme fortsetzen, aber auch das Angenehme entwickeln kann. In welche Richtung es geht, entscheiden wieder wir selbst.

2.4 Die Kunst der Gefühlsregulation

Dies bringt uns jedoch zu einer letzten, aber bei weitem nicht zu unterschätzenden, Dimension unseres Umgangs mit Gefühlen. Damit wir unsere Gefühle konstruktiv für ein erfolgreiches Dasein nutzen können, müssen wir in der Lage sein, sie angemessen zu regulieren, ihre Vorteile und Nachteile zu erkennen, Nutzen aus ihnen zu ziehen und Schädigendes, Hinderliches wegzulassen. Diesen Vorgang nennt die Psychologie Affektregulation, oder, weiter gefasst: Aufbau einer Selbstkontrolle oder Selbstregulation. Es ist zum Beispiel wunderbar und schön, immer sofort zuzugreifen und den nächsten lustvollen Augenblick zu erleben. Auf die Dauer allerdings fördert ein solches Vorgehen, wie Cole (2013) von der University of California

in Los Angeles herausgefunden hat, weder unser Wohlbefinden noch unsere Gesundheit. Im Gegenteil – es
erhöht sogar unseren Stresspegel. Affektive Emotionsregulation in der positiven Richtung heißt auch verzichten
lernen. Welche wichtige Rolle dies für unser ganzes Leben
spielt, zeigte Mischel (2016) in seinem berühmten Experi-
ment – dem sogenannten Marshmallow-Test. Dabei boten
sie 4-jährigen Kindern Süßigkeiten an und stellten sie
vor eine sogar für manchen Erwachsenen sehr schwere
Wahl: Entweder sie würden die Süßigkeit sofort essen,
oder aber sie würden eine gewisse Zeit warten und würden dafür eine zweite Süßigkeit als Belohnung erhalten.
Dies gelang einigen, aber bei weitem nicht allen Kindern. Mischel konnte an Hand dieser Studie die Fähigkeit des sogenannten Belohnungsaufschubs, also der
eigenen Möglichkeit, seine Impulse gut zu kontrollieren,
mit einem späteren Erfolg in akademischen, emotionalen und sozialen Situationen in Verbindung bringen. Dies
lässt den Schluss zu, dass die Erreichung langfristiger Ziele
umso eher gelingt, je besser eine Person ihre momentanen
Bedürfnisse kontrollieren kann.

Wie wichtig diese Impulskontrolle auch in anderen
Lebenslagen ist, wird vor allem bei negativen Emotionen
deutlich. Es ist offensichtlich, welche Auswirkung es hat,
wenn wir unserer Wut, unserem Ärger entweder gegen
uns selbst oder nach außen freien Lauf lassen. Auch hier
kommt es darauf an, unsere Wut, unseren Ärger, unsere
Verachtung zu kultivieren, zu regulieren, uns selbst kontrollieren zu können.

Wo und wie lernen wir nun diese Selbstregulation oder
Selbstkontrolle? Joachim Bauer (2015), der berühmte

deutsche Neuropsychiater und Psychotherapeut, gibt darauf eine klare Antwort. Bei unseren Interaktionen mit unseren Mitmenschen, in unserer Sozialisation lernen wir Kontrolle und Selbstkontrolle. Diese Selbstkontrolle kann auch nachgelernt werden. Es gibt begünstigende und hemmende Faktoren zur Entwicklung unserer Selbstkontrolle. Joachim Bauer (2015) führt Folgende an:

- **Begünstigungsfaktoren:**

  - Innehalten, mit sich in Kontakt kommen
  - Gute soziale Beziehungen
  - Im Gespräch mit guten Ratgebern bleiben
  - Sport, Yoga
  - Meditation, MBSR (Mindful Based Stress Reduction)

- **Hemmnisse:**

  - Ständige Ablenkung vom Selbst
  - Einsamkeit
  - Psychischer Stress
  - Bindungsstörungen
  - Laissez-Faire-Lebensstil

Was bedeutet dies nun für unser Buch *Scham, Wut und Coolness bei Jugendlichen?* Wie sehr Emotionen unser Leben beeinflussen und regulieren und wie wichtig grundlegende Gefühle sind, ist nun sehr deutlich geworden. Ganz offensichtlich ist Scham eines dieser grundlegenden Gefühle. Im nächsten Kapitel wollen wir diese Emotion – das Gefühl der Scham –, ihre Bedeutung und ihre Auswirkungen auf das Leben und die Entwicklung unserer

Jugendlichen, aber auch von uns selbst, sowie ihre Rolle im zwischenmenschlichen Austausch und im gesellschaftlichen Rahmen genauer betrachten.

2.5 Zusammenfassung

Als Emotionen bezeichnet man Reaktionsmuster menschlichen Erlebens, die unvermittelt auftreten können. Sie entstehen immer auf einen Auslöser hin und haben entscheidenden Einfluss auf unser Denken, Fühlen und Handeln. Auf einen Reiz hin werden Impulse im limbischen System, entweder im Ekelzentrum oder im Lustzentrum, ausgelöst, die dann durch unser Großhirn überformt werden. Gelingt dieser Balanceakt angemessen, können grundlegende Gefühle ihre konstruktive Energie entfalten, wie dies etwa bei Angst der Fall sein kann. Auch Scham ist eine solch grundlegende Emotion, die ganz offensichtlich für Beziehungsregulation zuständig ist, wie wir im nächsten Kapitel sehen werden.

3

Das Schamgefühl – die versteckte öffentliche Emotion

Kennen Sie diese Situation? Sie sitzen im Theater, mucksmäuschenstill ist es, weil bald der Vorhang aufgeht. Plötzlich läutet Ihr Handy – Sie haben vergessen, es abzuschalten, und Sie genieren sich, weil Sie alle empört anschauen. Ihrer Frau ist das richtiggehend peinlich.

Oder: Monatelang hat Vater keinen Alkohol zu sich genommen. Eines Abends passiert es plötzlich wieder: Auf zwei Bier folgt eine halbe Flasche Gin. Am nächsten Morgen schämt er sich für seinen Rückfall zu Tode. Seine Kinder reden nichts mit ihm. Das haben sie von Vater nicht erwartet, das können sie eigentlich nicht mehr aushalten.

Oder: Beim Teammeeting nimmt Sie der Teamleiter zur Seite und bittet Sie, über das Verhalten einer Kollegin auszusagen. Sie wollen eigentlich nicht, da Sie mit der Kollegin gut befreundet sind und Ihnen das gegen den Strich

© Springer-Verlag GmbH Deutschland, ein Teil von Springer Nature 2019
P. Streit, *Coolness, Scham und Wut bei Jugendlichen*,
https://doi.org/10.1007/978-3-662-56681-7_3

geht. Trotzdem geben Sie dem Druck nach. Nach dem Meeting fühlen Sie sich wie ein Häufchen Elend, und die Blicke ihrer Kollegin tun das Übrige. Was Sie noch mehr beschämt: Beim Team sind Sie unten durch. Am liebsten würden Sie sich verkriechen, zugleich werden Sie wütend. Wie konnten Sie nur so etwas tun? Die ganze Situation, wie konnte das nur passieren? Aber das Gefühl der Scham bleibt hängen.

Kehren wir nun zurück zu unseren Jugendlichen aus Kap. 1: zu Martin, Sarah, Oliver, Sebastian, Julia. Nehmen wir Martin: Schon sein Vater deutet an, wie peinlich und unangenehm das alles hier mit Martin ist. Bei seiner Therapeutin, von der er sagt, dass sie ihn verstehe, und die ihm auch große Komplimente für seine Sportlichkeit macht, beginnt Martin langsam zu reden. Ausgegrenzt fühle er sich. In der Garderobe mache man sich immer lustig über ihn, das tue richtig weh. Und zu Hause wisse er, das Adoptivkind, auch nicht, ob er wirklich gemocht werde, da er eigentlich nie die Erwartungen erfülle.

Oliver sagt, ihm sei schon alles egal. Nur manchmal werde er dann halt so richtig wütend, sodass er um sich schlagen müsse. Nachdem Olivers Vater und sein Betreuer deswegen auf ihm draufgesessen sind, fühlt er sich in seinen Grenzen nicht mehr respektiert. Seine Würde ist dahin, er ist richtig beschämt.

Genauso wie Julia, die von ihren Eltern ins Krankenhaus gebracht wird, nachdem sie sich selbst verletzt hat. Das werde sie ihren Eltern nie verzeihen. Zugleich: Irgendwie schäme sie sich. Unverzeihlich sei es, so zu versagen. Sie schäme sich so richtig.

3.1   Was ist Scham?

Ganz offensichtlich ist Scham ein Gefühl, eine Emotion, wie wir sie im vorigen Kapitel beschrieben haben. Sie ist etwas typisch Menschliches – Tiere kennen üblicherweise keine Scham. Das Gefühl der Scham entsteht, wenn Mann oder Frau das Gefühl haben, bestehenden Werten, Normen, Ansprüchen nicht gerecht zu werden. Darauf weist auch die indogermanische Wurzel des Wortes „Scham" hin, was eigentlich „sich verhüllen, bedecken" bedeutet.

Und so ist es: Wenn wir uns schämen, dann fühlen wir uns wie überfallen. Wir verlieren zumindest für einen Augenblick die Selbstkontrolle, die Geistesgegenwart. Wir fühlen uns hilflos, schwach, unzulänglich, oft gedemütigt, gekränkt. Wir koppeln uns ab von den anderen, verlieren den Kontakt zur Außenwelt und sind doch so deutlich für die anderen zu erkennen, denn die körperlichen Symptome (Erröten – vor allem an Hals, Gesicht und Ohren) sind oft unübersehbar. Das weist uns auch darauf hin, dass Scham auf der einen Seite ein Gefühl ist, das sich ganz in unserem Inneren abspielt, aber auf der anderen Seite ganz viel mit dem oder den anderen zu tun hat. Den Eltern, den Kollegen, den Normen oder den internalisierten Ansprüchen. Daher kann man durchaus sagen, dass Scham ein zwischenmenschliches Gefühl, ein Interaktionsgefühl ist – es entsteht tief drinnen in uns, aber nie ohne das andere oder die anderen.

Das Gefühl der Scham ist jedem von uns grundsätzlich bekannt, jeder kann es entwickeln. Schamgefühle können im Laufe des Lebens unterschiedlich intensiv werden. Von einer kleinen Verlegenheit, einer kleinen Peinlichkeit bis hin zu einem umfassenden Gefühl, das die gesamte Persönlichkeit überflutet. Wie und in welcher Form sich Schamgefühle entwickeln und manifestieren, hängt natürlich von der individuellen Lerngeschichte, von den sozialen Umständen, von der Kultur, in der wir geboren sind, und bis zu einem gewissen Grad wahrscheinlich auch vom Temperament ab. Manche Menschen, auch unter unseren Kindern und Jugendlichen, sind eben empfindlicher als andere.

Grundsätzlich herrscht aber in der psychologischen, medizinischen und pädagogischen Wissenschaft Einigkeit darüber, dass Scham eines der Grundgefühle des Menschen sein muss, das heißt, sie ist eigentlich von Anfang des Lebens an da. Dass dem so sein muss, darauf verweisen die Ergebnisse eines interessanten Experimentes: Untersucht werden sollte, welchen Einfluss die Art des Augenkontaktes der Bezugsperson (in den meisten Fällen also der Mutter) auf das Wohlbefinden und das Verhalten des Säuglings hat. Grundsätzlich konnte dabei festgestellt werden, dass bereits 2–3 Wochen alte Säuglinge den Blickkontakt mit ihrer Mutter suchen und sich ihr dann zunächst freudig zuwenden. Beantwortet die Mutter nun den Blickkontakt nicht, zeigt sie dem Kind sozusagen eine „eiskalte Miene", dann beginnen die Säuglinge sich meist wegzudrehen und abzuwenden, so als ob sie sich vor dieser Missachtung der Mutter verstecken möchten. Manche beginnen dann nach einer gewissen Zeit auch hochaktiv zu werden, laut zu schreien und zu weinen. All dies weist darauf hin, dass Äußerungen der Scham schon sehr früh in der Kindheit deutlich erkennbar sind und weiterentwickelt werden.

3.2   Die Ambivalenz der Scham

Dies führt uns zu einem weiteren, sehr interessanten Faktum: Ganz offensichtlich muss das Schamgefühl, so negativ und schmerzerfüllt es auch sein kann, noch eine wichtige positive Funktion in der Entwicklung haben. Scham hat eine Schutzfunktion, die durchaus mit der der Angst vergleichbar ist. Erinnern wir uns wieder an die Beispiele unserer Jugendlichen aus Kap. 1. Scham tritt ganz offensichtlich dann auf, wenn Integrität, Ganzheit, Zugehörigkeit oder Würde gefährdet sind. Zugleich wissen wir: Scham tritt massiv auf, wenn unsere Integrität durch Missbrauch, körperliche Misshandlung, Folter oder Terror verletzt wird. Während Angst uns darauf hinweist, in einer nicht eindeutigen Gefahrensituation alles zu tun, um dieser Gefahr zu entgehen oder diese richtig einordnen zu können, hat Scham ganz offenbar die Funktion, unsere Ganzheit, unsere Integrität, ja unsere Würde wiederherzustellen. Nicht umsonst bezeichnet der berühmte Psychoanalytiker Léon Wurmser (2018) die Scham als Hüterin der Würde. Sie mobilisiert unsere Energien nach innen wie nach außen, damit wir zugehörig, integer, ganz sein können. Um dies zu erreichen, ist uns, und auch unseren Kindern und Jugendlichen, fast jedes Mittel recht, wie wir gleich sehen werden.

Die ganze Zweideutigkeit, sagen wir Ambivalenz, der Scham und die Macht dieses Gefühls wird auch deutlich, wenn wir einen Blick auf die Neurobiologie und Neurophysiologie der Angst werfen. Bei der Angst, die wir als grundlegendes Gefühl und Energiegeber des Menschen kennen, kommt es – vergleiche auch meine Ausführungen dazu im Buch *Ich will nicht in die Schule – Ängste verstehen und in Motivation verwandeln* (Streit 2016) – zu einem hochgradigen Erregungsanstieg. Gesteuert über den Mandelkern – der Fachausdruck dafür ist Amygdala – wird eine Aktivierung vor allem des sympathischen Nervensystems bewirkt, damit wir entweder angreifen oder weglaufen können (bei manchen Tieren ist auch Erstarren vorgesehen). Bei der Scham geht die neurophysiologische Reaktion über einen Anstieg der Erregung hinaus: In Untersuchungen zeigen Menschen mit hohem Schamgefühl zugleich ein hohes Erregungsniveau des sympathischen Nervensystems, also eine Erhöhung des Blutdrucks, der Körpertemperatur, der Hautleitfähigkeit und eine Beschleunigung der Herzfrequenz, und zugleich alle Zeichen einer parasympathischen Aktivierung, also Müdigkeit, vermehrte Darmaktivität usw.

Diese Doppelerregung und eigentlich Doppelbelastung unseres Organismus bedingt die hoch unangenehme Färbung des Gefühls der Scham und ihre Signalwirkung. Alle Energien werden genutzt, um Zugehörigkeit, Integrität, Ganzheit, Bedeutsamkeit, Einklang mit Normen wiederherzustellen. Das ist die konstruktive Macht der Scham, das ist uns Menschen neurophysiologisch zu Grunde gelegt, damit wir wieder im Einklang leben können, uns wieder zugehörig fühlen.

3.3   Konstruktive Scham

Kommen wir wieder auf unsere Jugendlichen zurück. Wenn Grundbedürfnisse wie Zugehörigkeit, Autonomie oder Erfolg verletzt werden, empfinden sie Scham und tun alles, oder fast alles, um wieder ins Lot zu kommen. Bringen wir es auf den Punkt: Ich möchte gerne die Scham neben der Angst als grundlegendes Gefühl betrachten, welches die Energie zur Verfügung stellt, die nötig ist, um ein Leben in Würde und Zufriedenheit zu leben. Es ergibt also wenig Sinn, Scham ängstlich vermeiden zu wollen, sie zu verbergen, sich zu verstecken, da wir dann eines nicht nutzen können: die konstruktive Kraft der Scham. Diese tritt überall dort unweigerlich auf, wo wir uns an die Grenzen eines menschenwürdigen Daseins begeben, dementsprechende Normen und Erwartungen missachten. Dort kann sie ihre konstruktive Funktion voll und ganz entfalten.

Nicht nutzen können wir die konstruktive Kraft der Scham dort, wo Menschen das Gefühl der Scham dazu missbrauchen, um bewusst oder unbewusst umzulenken, zu leiten, zu formen, strukturelle Unterschiede oder Unterwerfung zu organisieren. So werden Menschen systematisch beschämt, und diese Beschämung wird in einem unheilvollen Kreislauf aufrechterhalten.

3.4   Destruktive Scham

Auch wenn Scham – wie wir auch später bei der Schamregulation bei Kindern und Jugendlichen sehen werden – eine konstruktive Komponente hat, so sehr die Entwicklung eines gelingenden Miteinanders über gesunde Scham möglich ist, so sehr können Scham und Beschämung auch ihre schädigende, destruktive Wirkung entfalten. Über Erniedrigen, Abwerten, Ausgrenzen, Bestrafen gelingt es oft ganz gut, zu beschämen und Scham zu erzeugen. Über Scham und Beschämung schaffen wir, wie die Geschichte zeigt, eine Gruppe von Menschen, die entweder stumm und schweigend ihr Leid erträgt oder aggressiv um sich schlägt. Nehmen wir etwa den Nationalsozialismus oder die hinduistische Kaste der Parias, also der Rechtlosen in Indien, oder die Arbeitslosen, die bei uns nichts „zusammenbringen" und daher auch nichts haben sollen. Wir schaffen über kurz oder lang eine Kaste von „Schlächtern", die Beschämung vorantreibt, um die Beschämten von der Bildfläche verschwinden zu lassen. In welchem erschreckenden Ausmaß das heute noch stattfindet, zeigen Beispiele im Nahen Osten, etwa der Umgang mit Palästinensern oder die Rhetorik und Vorgehensweisen rechtspopulistischer Bewegungen und Regierungen.

Doch zurück zur Erziehung, zur Arbeit mit Kindern und Jugendlichen und der Rolle der Scham. Zunächst einmal: Schamgefühle entwickeln sich im Laufe der Sozialisation oft als wichtige, elementare Gefühle, um auf Aspekte hinzuweisen, die in einer Gesellschaft schützenswert sind, nämlich Zusammenleben, Respekt, Kooperation, Integrität. So leisten sie einen wichtigen Beitrag zur Erhaltung menschlicher psychologischer Grundbedürfnisse. Schnell kann es aber auch anders kommen – oft mit den besten Absichten. Nehmen wir zum Beispiel die Diskussion über das aktuelle Kopftuchverbot für junge muslimische Frauen in Schulen. Mit dem Zwang, kein Kopftuch tragen zu dürfen, nehmen wir ihnen, egal mit welchen guten Absichten wir handeln, einen Teil ihrer Würde – und auch die ihrer männlichen Angehörigen. Was ist das Resultat? Stille, Heimlichkeit, wütender Protest, Rückzug, Eskalation.

Genau das Gleiche kann aber auch in der Erziehung bei uns passieren, wenn wir unsere Kinder missachten, geringschätzen, weil sie etwas anders ausschauen oder noch nicht sauber sind. Wenn wir sie geringschätzen oder verachten, weil sie etwas noch nicht adäquat können (so, wie wir uns das vorstellen), wenn wir ihnen dann Liebesentzug oder Beziehungsabbruch androhen – und dies geschieht leider schneller, als wir glauben –, dann beschämen wir sie. Und wir beschämen sie noch mehr, wenn wir Hand gegen sie anlegen oder psychisch missbrauchen. Missbrauch kann nicht nur sexuell erfolgen, sondern es gibt auch psychischen Missbrauch von Kindern für unsere Zwecke, beispielsweise damit wir uns gegenüber einem Partner durchsetzen können. Dann nutzen wir keine konstruktiven Schammöglichkeiten mehr, sondern wir beschämen. Das Ganze schaukelt sich in einem unheilvollen Kreislauf auf. Dem, was sich da zusammenbraut, können und wollen wir Erwachsenen uns oft nicht mehr stellen. Wir „übersehen" in bester Absicht, wie sich das Ganze verselbstständigt. Und dann wollen Kinder nichts anderes mehr, als ihre Schamgefühle – dieses unheimlich quälende Gefühl, nicht dazuzugehören, nichts zu sein, nichts zusammenzubringen – loswerden und greifen zu ganz und gar bizarren Mitteln, von uns weder erwartet noch gewollt. Sie erstarren, sie verstummen, sie sperren sich ein, wie etwa Sarah. Oder sie werden sprachlos, sagen, dass ihnen alles egal sei, und werden zugleich aggressiv und wütend.

Oder sie werden angriffig, wie Oliver, und attackieren die leiblichen Eltern. Geht dies länger so, chronifizieren sich die Schamgefühle, und es entsteht eine unglaubliche Schüchternheit, ja sogar soziale Phobie. Alles um – lassen Sie es mich noch einmal sagen – dieses Gefühl, die Scham und Beschämung, endlich loszuwerden, um wieder dazuzugehören, ein Teil des Ganzen zu sein.

Dauern Scham und Beschämung unkonstruktiv an, beginnt ein Prozess, der uns, wie Stephan Marks (2018) es treffend beschreibt, schnell von höheren Gehirnfunktionen ins Reptiliengehirn zurückwirft. Aus Scham wird Wut, Zynismus, Verhöhnung. Aus Scham wird Verstecken, Einigeln, Sprachlosigkeit, Aggressivität gegen die eigene Person. Aus Scham wird Flüchten, Prahlerei, Perfektionismus, Größenwahn. Dahinter ist dann oft das eigentliche Gefühl der Scham kaum mehr erkennbar, geschweige denn die ursprüngliche, positive, konstruktive Funktion des Schamgefühls. Lassen Sie uns das noch an einigen Beispielen verdeutlichen, um dann auf einen hoch interessanten Effekt zu kommen: nämlich den, wenn Scham sich in Wut, Rückzug, Größenfantasien oder Perfektionismus verwandelt.

Betrachten wir gleich wieder Martin. Wie bereits erwähnt, wird er ausgegrenzt und gemobbt. Seine Eltern sind eigentlich mit ihm nicht zufrieden. Die Lehrer in der Schule äußern immer deutlicher, dass er in dieses Schulsystem eigentlich nicht hineinpasst. Was passiert bei Martin? Martin ist hochbeschämt darüber, so zu sein, wie er ist, und wird immer wieder aufs Neue dadurch beschämt. In Reaktion darauf entwickelt er diese Gleichgültigkeit, diese Aggression. Immer wieder gibt es „ungeheuerliche" Vorkommnisse.

Schauen wir uns auch das Beispiel von Sebastian an. Sebastian hat Angst, nicht mehr dazuzugehören. Vater und Mutter haben sich getrennt, er hat keine Heimat mehr. Er ist verzweifelt und lässt Aufgaben schleifen. Der unerledigte Berg wird größer und größer, und er bekommt Vorwürfe, wie er sich denn so gehen lassen könne. Zu all den Problemen kommt jetzt das auch noch hinzu. Seine Mutter sagt ihm relativ deutlich: „So kann es nicht weitergehen. Wenn du dich nicht einkriegst, musst du von hier weg." Was ist das anderes als eine Eskalation durch eine massive Beschämung? Als Reaktion darauf bunkert sich Sebastian in seinem Zimmer ein. Als ihm dann alle seine Sachen weggenommen werden, läuft er davon und beschämt dadurch wieder die anderen. Er klettert schließlich auf einen Baum, doch Mutter und Betreuer handeln diesmal anders. Sie lassen ihn erkennen, dass er wichtig ist, dass man aber mit dem Nichtstun und Weglaufen nicht einverstanden ist. Das Gleiche zeigt sich bei Sarah, als sie endlich die Therapeutin findet, die ihr signalisiert: „Ja, ich verstehe dein Verhalten, es ist trotzdem nicht in Ordnung, aber du bist für alle wichtig." Es beginnt wieder ein konstruktiverer Prozess, und Sarah kann ihre Scham regulieren und nutzen.

Was haben wir hier vorliegen? Kinder und Jugendliche, die aus irgendwelchen Gründen entweder durch sich selbst oder durch andere, durch Nichterfüllung der Norm oder durch Verletzungen der Integrität beschämt worden sind, suchen verzweifelt nach Lösungen, um wieder Würde zu erlangen, wieder dazuzugehören. Eltern und Bezugspersonen reagieren darauf nur allzu oft – und sicher nicht vorsätzlich bösartig, sondern mit den besten Absichten – mit Vorwürfen, Drohungen, Sanktionen, Ausgrenzungen. All dies sind hochwirksame Vorgehensweisen, um destruktive Scham hervorzurufen, weiter zu verstärken und im Kreislauf der Belastungen zu verbleiben. Denn eines ist auch klar: So belastend der Kreislauf ist, er bringt auf irgendeine Weise Beziehung, Nähe. Martins Eltern lassen Martin nicht aus den Augen, sie holen ihn täglich ab. Sarahs Vaters ist sofort bereit, die Ordination zu verlassen, wenn es schwierig ist. Olivers Eltern tun alles, damit Oliver sich gut entwickeln kann, aber letztendlich wird der gesamte Kreislauf immer belastender, immer schwieriger, immer herausfordernder, bis es irgendwo zu einem Zusammenbruch kommt. Es kommt beispielsweise zu einem Suizidversuch oder einem Raptus – völligem Durchdrehen – bei Jugendlichen und zur totalen Hilflosigkeit und einem „Ich weiß nicht mehr weiter" bei den Eltern. Wie wir am Institut für Kind, Jugend und Familie feststellen können, geht die Beschämung, die einmal durch Missachtung, Ausgrenzung, sanktionierte Normenverletzung, Traumatisierung, Misshandlung oder Übergriffe begonnen hat, leider oft immer weiter. Eine weitere Beschämung, das wissen wir von unseren Jugendlichen, ist dann auch das Versehen der Jugendlichen mit eindeutigen Diagnosen. Sie bekommen Etiketten der Beschämung. Solche Diagnosen sind oft implizite Aufforderungen für Bezugspersonen, sich genau so zu verhalten, dass Kinder und Jugendliche nicht mehr anders können, als sich auffällig zu verhalten. Die *sich selbst erfüllende Prophezeiung* nennt man dies in

Fachkreisen. So kommen Kinder und Jugendliche in existenzielle Dilemmata. Alles, was sie versuchen, um herauszukommen – ihr Rückzug, ihre Wut – hilft ihnen nur, ein wenig Anerkennung zu bekommen, aber löst das eigentliche Problem nicht. Auf der anderen Seite stehen Eltern, die immer hilfloser und ohnmächtiger werden, weil alles, was sie tun, nichts hilft. Weder aggressiv durchgreifen noch gewähren noch nörgeln. Machtlosigkeit, Respektlosigkeit und Bloßstellung auf beiden Seiten greifen um sich. Scham, Schuld und Peinlichkeit verstärken sich. Man möchte am liebsten niemandem etwas sagen und in den Erdboden versinken. So eine Schande, so eine Peinlichkeit – was die anderen wohl über uns denken müssen – wir sind unmöglich. Das sind die Bestandteile der sich aufschaukelnden Schameskalation, in der die Energie der Scham destruktiv wirkt.

3.5   Drei Elemente der Scham

Uri Weinblatt (2016), der israelische Psychologe, nennt folgende drei Elemente des Schamkreislaufes in hochschwierigen Eltern-Jugendlichen-Beziehungen: *erstens* die Beschämung und Gegenbeschämung. Durch Nörgeln, Drohen, Ausgrenzung, Liebesentzug oder Bestrafung wird der Jugendliche beschämt und empfindet Scham. Er verliert, wie Weinblatt sagt, die Sprache, die Fähigkeit, adäquat zu reagieren, wird sozusagen sprachlos, was nichts anderes heißt, als dass er zu keiner angemessenen Selbstkontrolle mehr fähig ist. Durch Reaktionen wie Angriffe oder Respektlosigkeiten attackiert er seine

Bezugspersonen, beschämt diese, die nun aufgrund von Scham sprachlos werden und wieder gegenbeschämen. Dies führt zum eskalierenden Kreislauf von Bedrohung und Gegenbedrohung auf der Ebene des limbischen Systems, was jegliche Kontrolle auszuschließen droht. Dies ist umso herausfordernder, als gerade in der Pubertät die sensibelste Phase für die Entwicklung der Selbstkontrolle der Jugendlichen ist. Selbstkontrolle, Hemmung, Planung und Organisation entwickeln sich noch einmal neu und brauchen eigentlich reichhaltigen, kooperativen Input von außen, durchaus auch in Form von angemessener Kontrolle. Bleibt dies über längere Zeit aus, führt dies zum *zweiten* Element des Schamkreislaufes: zur Unmöglichkeit konstruktiver Kommunikation miteinander. Die beiden sich gegenseitig beschämenden Parteien werden immer sensibler für abwertende Hinweisreize mit der Folge, dass die ursprünglich noch gute Beziehung in Frage gestellt wird und immer mehr abgebrochen wird. Schließlich führt dies zu einem *dritten* Phänomen, das ein Eingreifen von außen immer unmöglicher macht, da diejenigen, die das beschämende Spektakel mitansehen, sich denken, dass hier nichts mehr zu retten ist – etwa erkennbar an den Haltungen von Großeltern, Onkeln, Tanten und oft leider auch von Erziehern und Therapeuten.

Für konstruktiven Umgang mit Scham, Wut und Coolness braucht es nicht mehr und nicht weniger als ein Aussteigen aus diesem sich aufschaukelnden Teufelskreis. Dies gelingt nur, indem – eine Grundidee systemischen Denkens – man nicht vom anderen Veränderung und Änderung erwartet, sondern indem man sich selbst ändert, und zwar in Richtung Wiederentdeckung der konstruktiven Kraft der Scham. Das geht, so viel sei angedeutet, über einen klaren Rahmen und wertschätzende Begegnung bei klarem Nein zu inakzeptablem Verhalten.

Kleines Glossar: Scham, Schuld und Peinlichkeit

Scham ist ein intensives Gefühl, das vor allem im Inneren einer Person auftritt und Bezug zum Außen hat. Scham entsteht sehr früh in der Kindheit, die Kontrollinstanz dafür liegt außen. Das Sinnesorgan der Scham ist das Auge. Die Sanktion bei Scham sind Schamgefühle beziehungsweise Beschämung und Anprangerung von außen durch die Gesellschaft. Scham ist generell und sagt „Ich bin der Fehler". Scham ist eher monologisch und damit auch narzisstisch. Entschämung ist nicht möglich.

Die *Schuld* ist ein erst später im Leben auftretendes Gefühl und erst ab einem gewissen intellektuellen Reifungsgrad möglich. Schuld bezeichnet zudem immer eine Tatsache. Die Schuldverarbeitung erfolgt eher innen, ihr Organ ist das Ohr. Wir hören die Stimme unseres Gewissens. Die Sanktion entsteht durch Gewissensbisse und auch durch Strafe. Bei Scham ist es so, dass ich einen Fehler gemacht habe, Schuld ist hingegen dialogisch. Bei Schuld ist eine Entschuldigung möglich, und man kann mit einem anderen auch wieder zusammen kommen, wenn er diese Entschuldigung annimmt.

Peinlichkeit ist ein nach außen gerichtetes Gefühl, während Scham im Inneren entsteht. Das Gefühl der Peinlichkeit entsteht nur gegenüber anderen – manche Ansätze gehen heute auch davon aus, dass es keine Scham mehr gibt, sondern nur mehr eine neue Peinlichkeit.

3.6 Zusammenfassung

In diesem Kapitel haben wir Scham als emotional hoch-
intensives Gefühl kennengelernt, das auftritt, wenn
Erwartungen nicht erfüllt werden, Integrität verletzt wird,
Zugehörigkeit in Frage gestellt wird, also kurz: psychologische Grundbedürfnisse von Kindern und Jugendlichen
missachtet werden. Scham – so haben wir festgestellt –
gehört zu den Basisemotionen, die eine konstruktive Kraft
in Richtung eines gelingenden Lebens und gelingender
Beziehungen entwickeln kann. Laufen Beschämungs-
prozesse weiter, so entwickelt die Scham ihre destruktive
Kraft, indem sich Rückzug, Depression oder Fantasterei
hochspielen und zu einem fast undurchdringlichen Kreislauf verdichten. Bei Schamregulation geht es letztendlich
darum, diesen Kreislauf zu durchbrechen um Scham wieder konstruktiv nutzbar zu machen. Folgende Dinge sind
dabei hilfreich:

- Verändere dich selbst, anstatt darauf zu hoffen, dass
  der andere sich verändert. Sei respektvoll und wertschätzend dem anderen gegenüber, egal, wie schwierig
  es ist.
- Nenne klar, deutlich und beharrlich Verhaltensweisen,
  die nicht akzeptabel sind.
- Bringe anerkennende, wertschätzende Beiträge. Habe
  Mut zur Öffentlichkeit und verstecke die Problematik
  der Scham nicht ängstlich vor dir und anderen.

Im folgenden Kapitel lernen wir nun einige Ansätze kennen, die zu konstruktiver Schamregulation beitragen können und letztendlich zu gelingendem Miteinander von Kindern, Jugendlichen und Eltern. Es sind dies der Ansatz der Neuen Autorität, der Ansatz des Systemic Mirroring von Uri Weinblatt und die Grundgedanken der Positiven Psychologie in der Kinder- und Jugenderziehung. Denn worum geht es in hoch eskalierten, schwierigen Scham- und Wutkreisläufen? Um Deeskalation und Wiederentdeckung der konstruktiven Kraft der Scham durch Öffentlichkeit, um respektvolle, wertschätzende Kommunikation miteinander und Fokus auf das Gelingende statt um ängstliches Starren auf das Nicht-Gelingende. Oder anders: Öffentlichkeit und Widerstand durch Neue Autorität, konstruktive Kommunikation durch Systemic Mirroring, Umfokussierung durch positive Interventionen.

4

Scham konstruktiv für eine gelingende Erziehung und Beziehung mit Kindern und Jugendlichen nutzen

Das passiert mir öfters: Ich muss noch schnell das Auto auftanken. Hektisch erledige ich alles. Renne hinein und bezahle die Tankrechnung mit Kreditkarte. Schnell fahre ich los, keine 500 m weiter überholt mich eine Frau und deutet aufgeregt auf das Heck meines Autos. Dann bleibt sie auch noch vor mir stehen und sagt zu mir: „Sie haben vergessen, den Tankdeckel zu schließen!" Beschämt schaue ich nach hinten, steige aus und schließe den Tankdeckel. Schließlich ringe ich mich zu einem „Danke" durch und lächle sie an. Die Frau lächelt zurück: „Ist mir auch schon passiert. Gute Fahrt!".

Kevin, das 8-jährige Pflegekind, springt wie wild auf dem Trampolin, das seine Pflegeeltern extra für ihn aufgebaut haben. Nichts scheint ihn stoppen zu können. Immer wieder will er mehr. Da wird es der Mutter zu

© Springer-Verlag GmbH Deutschland, ein Teil von Springer Nature 2019
P. Streit, *Coolness, Scham und Wut bei Jugendlichen*,
https://doi.org/10.1007/978-3-662-56681-7_4

bunt. In etwas strengerem Ton sagt sie: „Kevin, runter. Rein mit dir, fertig machen zum Schlafengehen." Der Pflegevater von Kevin assistiert: „Ja, so muss es nun sein." Kevin wird rot, weint fast, stampft wütend mit dem Fuß auf. „Warum darf ich nicht das tun, was ich will? Ich darf nie was machen! Ich bin wohl nichts wert." Die Pflegemutter ist drauf und dran, scharf zu reagieren, hält aber dann plötzlich inne und empfindet, wie wir nachher feststellen können, Scham. „Warum ist das so bei Kevin? Was hab' ich falsch gemacht? Wieso entspricht er nicht?" Aber sie hat gelernt zu warten. Sie geht hin zu Kevin, legt den Arm um ihn und sagt: „Komm, jetzt gehen wir." Und schon geht Kevin mit, noch dazu, wo die Aussicht besteht, nachher noch eine tolle Geschichte zu hören.

Julia, die wir schon aus Kap. 1 kennen, will mit ihrem Freund weggehen. Es ist März. Julia hat trotzdem eine sehr lockere und freizügige Bluse an und will nichts drüberziehen. Ihre Mutter sagt: „Du kannst so nicht weggehen! Wie sieht denn das aus?" und schämt sich für ihre Tochter. Die 17-jährige schlägt zurück: „Ich gehe so weg, wie ich will! Da kannst du gar nichts machen!" „Das werden wir schon sehen. So, wie du aussiehst, kannst du nirgends hingehen. Du bleibst da", erwidert die Mutter. Wütend geht Julia in ihr Zimmer, setzt wieder ihre Kappe auf und versucht sich tief beschämt zu ritzen, weil sie so jetzt nicht fortgehen darf. Auch Julias Eltern sind tief beschämt. „So kann das nicht weitergehen. In unserer Beziehung muss sich etwas ändern. Wir wissen nur nicht, was."

4.1   Scham und Beziehungsregulation

Halten wir kurz inne. Nicht nur diese Beispiele zeigen, dass Scham allgegenwertig ist. Wie schon gesagt, sie tritt auf, wenn wir uns nicht respektiert fühlen, sie tritt auf, wenn wir Erwartungen nicht erfüllen, sie tritt auf, wenn wir einen großen oder kleinen Fehltritt begangen haben, sie tritt auf, wenn wir sehen, dass anderen Unrecht getan wird, sie tritt auf in Form eines schlechten Gewissens usw. Nie allein, immer im Zusammenhang mit anderen Menschen. Eines der Phänomene ist, dass wir in unserem Alltag viel mehr Scham erleben, als wir bewusst wahrnehmen – wie auch unsere Kinder und unsere Jugendlichen. Ohne Übertreibung lässt sich daher sagen: Scham ist die treibende Kraft dafür, wie wir unsere Beziehungen zueinander gestalten, auch zu unseren Kindern und Jugendlichen. Sie ist auch die treibende Kraft, wie Kinder und Jugendliche ihre Beziehungen zu uns gestalten.

In der Fachliteratur (vgl. Marks 2018) wird die Scham daher auch als Chefemotion oder als Masteremotion zur Beziehungsregulierung bezeichnet. Sie ist immer da, auch wenn wir sie nicht gleich entdecken. Wenn in unseren Beziehungen etwas Herausforderndes auftritt, weist uns die Scham ganz offensichtlich darauf hin, dass hier etwas zu regulieren ist. Sie ist die Triebfeder, so können wir sagen.

Die Scham als Emotion der Beziehungsregulation bringt uns auf der einen Seite zusammen, auf der anderen Seite kann sie uns jedoch noch weiter auseinander bringen. Wovon hängt das ab? Ganz offensichtlich davon, wie

wir mit ihr umgehen, in unseren alltäglichen Erziehungs-
situationen, bei unserem Eingreifen, bei unserer Kommunikation mit unseren Kindern und Jugendlichen.

Ohne Scham geht es also ganz offensichtlich nicht.
Es ist wie mit der Angst (vgl. auch mein Buch *Ich will
nicht in die Schule*, Streit 2016). Hier habe ich ein Bild
von Angst als treibende Energie, als energiespendende
Kraft vorgestellt – ohne sie würden wir Gefahren nicht
erkennen, nicht die Energie produzieren, um Herausforderungen zu meistern und uns zu wehren oder uns zu
entwickeln. Es geht ganz offensichtlich darum, wie wir die
Kraft der Angst nutzen. Setzen wir uns ihr aus? Ergeben
wir uns? Darf sie uns überfluten? Dann führt sie uns in die
Abwärtsspirale von Verzweiflung, Panik, Aussichtslosigkeit
und Depression. Nutzen wir ihre Energie mit Umsicht
und Vorsicht, führt uns dies in eine Aufwärtsspirale.
Sind wir zum Beispiel starr vor Schreck oder sprachlos
vor Angst, wenn Oliver zum Beispiel wegläuft oder noch
aggressiver wird, dann beginnen wir uns vor der Angst zu
fürchten. Oder nehmen wir die Herausforderung an und
nutzen wir die Kraft, die uns die Energie der Angst gibt.
Warten wir dann noch ein bisschen zu, dann können wir
umsichtig, überlegt und zielgerichtet handeln.

Genauso ist es mit der Scham. Wir können auch sagen,
sie ist die *Angst* für die Beziehungsregulation. Denn was
tut sie? Zweierlei, würde ich sagen. Erstens lässt sie uns
innehalten, unterbricht und stellt zweitens, zugleich wie
bei einer Stressreaktion, Energie zur Verfügung. Mit dieser Energie gilt es umzugehen, und es ist nur allzu gut,
dass wir üblicherweise beschämt innehalten, wenn uns
bei unserem Kind die Hand ausgerutscht ist, weil es nicht

schnell genug weggeräumt hat oder eine freche Antwort gegeben hat. Die Scham sorgt für die sprichwörtliche Ruhe nach dem Beziehungssturm. Die Energie der Scham können wir dann nutzen, um unser Verhalten zu überdenken, neu auszurichten und möglicherweise, um uns später zu entschuldigen. Hier handelt es sich dann ganz offensichtlich um die konstruktive Kraft der Scham für Beziehungsregulation und für gelingendes Miteinander von Eltern, Kindern und Jugendlichen.

Nehmen wir wieder ein Beispiel: Die kleine Rosemarie, knapp 3 Jahre alt, macht schon zum wiederholten Mal in die Windel. Ganz beschämt bleibt sie sitzen und spricht kein Wort. Die Mutter kann nun herkommen und sagen: „Hast du schon wieder in die Windel gemacht? Wie oft hab' ich dir gesagt, dass das nicht geht? Du bist schon ein 3-jähriges Mädchen." Schreiend läuft die Kleine davon oder beginnt zu weinen. Dies ist eine Art von Beziehungsregulation. Die Mutter kann aber auch die in ihr aufkommende Scham, dass ihre 3-jährige Tochter noch nicht in der Lage ist, rechtzeitig aufs Klo zu gehen, dazu nutzen innezuhalten, hinzugehen und zu ihr zu sagen: „Schauen wir mal, was haben wir denn da? Komm, nehmen wir diese Windel runter, und bitte räum' sie weg. Schau, dahin. Papa und Mama wollen nicht, dass das so weitergeht. Aber schön hast du den Turm da gebaut." Dies eröffnet neue Möglichkeiten in der Beziehungsgestaltung, wie wir im Folgenden noch sehen werden.

Oder nehmen wir Hermann, der trotz Erinnerung sein Hausübungsheft und Eintragungsheft schon wieder in der Schule vergessen hat. Auf dem Nachhauseweg fällt es ihm ein, und er schämt sich. Auch seine Mutter wird sofort ganz wütend: „Nein, nicht schon wieder! Kannst du das nicht mit nach Hause nehmen?" Was ist der Hintergrund dieser Wut? Die Scham, ein Kind zu haben, das hier nicht entspricht. Dieser Streit kann eskalieren, wenn Hermann zum Beispiel sagt: „Das ist mir doch egal!", und seine Mutter dann erwidert, „Du brauchst heute nicht mehr fernzusehen!" Eine Möglichkeit der Schamregulation. Eine andere ist, dass Hermann nach Hause kommt und offen sagt: „Mama, ich habe leider das Heft wieder in der Schule vergessen." Die Mutter kann darauf antworten: „Das ist nicht in Ordnung, Hermann, das weißt du. Was können wir nun tun, um trotzdem zur Hausübung zu kommen?" Das wäre eine andere Möglichkeit der Beziehungsregulation durch die zugrundeliegende Scham.

Halten wir fest: Die Scham hat Potenzial für gelingende Erziehung und gelingende Beziehung von Kindern bzw. Jugendlichen und Eltern, überhaupt von Menschen untereinander. Aber der Scham geht es wie der Angst: Keiner mag sie, weder wir selbst, wenn sie bei uns klein irgendwo aufkeimt, noch die anderen. Scham ist schlecht angeschrieben, nicht nur bei unseren Kindern und Jugendlichen, sondern auch vielfach in der Literatur. Sie ist eines der schmerzhaftesten Gefühle. Sie ist die dunkle Materie in Beziehungen. Scham muss weg. Am besten wäre es, wir hätten keine Scham mehr, dann würde alles gut funktionieren. Spontan kommt der Gedanke auf, alles so wunderbar zu regulieren, dass wir keine Scham mehr bräuchten in Erziehung, Beziehung und im Zusammenleben, wir sozusagen schamfrei leben und gut miteinander umgehen könnten. So schön der Gedanke ist, so klar ist auch, dass das so leicht nicht geht, eigentlich gar nicht geht. Wir kennen nur den Begriff der Schamlosigkeit, und der meint ganz offensichtlich etwas ganz anderes, nämlich einen Versuch, übergroße Scham damit zu regulieren, indem man gänzlich auf sie zu verzichten sucht, sie negiert.

Genauso wie es eine Angstfreiheit in einem gelingenden Leben, in einer gelinden Beziehung oder in einer gelingenden Schule nicht geben kann, genauso wenig können wir auf die konstruktive Kraft der Scham verzichten. Ich schlage daher vor: Scham regulieren kann nicht heißen, Scham zu entfernen. Scham regulieren kann vielmehr nur heißen, in Erziehung, Beziehung und im Umgang mit unseren Kindern und Jugendlichen Wege und Möglichkeiten zu finden, die Kraft der Scham sinnvoll zu nutzen. Denn die Scham hat jede Menge Konstruktives zu bieten.

Sie schützt uns nicht nur vor anderen, sondern auch vor uns selbst. Scham lässt uns innehalten. Scham unterbricht Kommunikation dort, wo es gefährlich werden könnte. Scham ist die Hüterin unserer Würde. Scham stellt in beträchtlichem Ausmaß Energie zur Verfügung. Wie groß diese Energie ist, bemerken wir meist dann, wenn Scham sich in eine andere Emotion verwandelt hat, etwa am Gebrüll von Martins verzweifeltem Vater oder am provokanten Schweigen seines Sohnes, oder auch an Julias oder Olivers Wut und selbstzerstörerischer Tendenz.

Zwei Herausforderungen tauchen auf, wenn wir Scham in der Beziehung zu und Erziehung von unseren Kindern und Jugendlichen gut nutzen wollen. Erstens: Wie erkennen wir Scham überhaupt? Wie wissen wir, was Scham ist? Und was nicht? Zweitens: Wie gehen wir dann mit der Scham um?

Kommen wir zur ersten Herausforderung: Nehmen wir an, Ihre Frau beauftragt Sie, einen Nagel in eine Wand einzuschlagen. Mutig versuchen Sie es. Das Einzige, was nicht gelingt, ist, den Nagel in die Wand zu bringen; dafür hat jetzt die Mauer ein kleines Loch. Ihre Sie liebende Frau kommentiert dies mit entsprechenden Bemerkungen, und Sie werden richtig ärgerlich: „Du kannst es ja selber probieren. Was hast du auch so einen blöden Hammer gekauft." „Du brauchst gar nicht wütend werden, sei einfach ein bisschen sorgfältiger, dann geht es schon", sagt die Frau enttäuscht. Was steht im Vordergrund? Ärger? Wut? Verächtlich machen? Enttäuschung? Wenn wir genau hinschauen, dann steht am Anfang die Scham. Die Scham, es nicht gut genug gemacht zu haben. Die Scham des Mannes, von seiner Frau verspottet zu werden, die Scham der Frau, einen solchen Ehemann zu haben, usw. Oder nehmen wir Oliver beim Computerspiel: Wütend schleudert er die Fernbedienung in die Ecke. Es ist ihm nicht gelungen, das Monster abzuschießen, und er schreit seine Mutter an: „Kannst du bitte hier aus meinem Zimmer verschwinden? Ich kann dich nicht brauchen!" Der Vater daraufhin: „So redest du nicht mit deiner Mutter! Du …!".

Es liegt am Wesen der Scham, sich nicht gleich zu zeigen. Vergleichen wir nochmals die Wortbedeutung „bedecken/verstecken" und sich nicht zu erkennen zu geben. Halten wir nun inne. Wir wissen oft nicht, wann wir beschämt sind, wofür wir uns schämen, wenn Scham in uns aufkeimt. Wir bemerken nicht, wenn Scham bei unserem Kind hochkommt. Unsere Kinder bemerken oft nicht, dass sie durch ihre Äußerungen oder ihr Verhalten Scham bei uns auslösen, etwa durch das Anziehen eines für nicht in Ordnung erachteten Kleidungsstückes oder durch das Stechen eines Piercings usw. Wenn wir die Scham schon spüren, dann wollen wir sie einfach nicht wahrhaben, wir verdrängen sie, wir verschieben sie auf andere Gefühle, die dazu einladen, sie perfekt zu verstecken und damit auch ihre konstruktive Kraft zu schwächen. Solche Gefühle sind Enttäuschung, Frustration, Wut usw. oder Verhaltensweisen wie Rückzug.

Es braucht offensichtlich Feinfühligkeit, um die Scham hinter manchen Verhaltensweisen und auch Ausdrücken zu erkennen. Scham als regulatives Gefühl entsteht nämlich oft unabhängig von unserem bewussten Zutun, genauso wie die Angst. Beide sind da, wenn es notwendig ist. Sie zeigen sich kurz und verschwinden dann wieder, vor allem die Scham verschwindet dann in die Deckung eines anderen Gefühls, nur die Energie bleibt.

Zur Illustration der zweiten Herausforderung diene folgendes Beispiel: Mein Sohn lernt für seine letzte Prüfung in seinem sehr schweren Technikstudium in meinem Büro, das ich ihm dafür extra zur Verfügung gestellt habe. Als ich etwas aus dem Büro brauche, klopfe ich, wie ich glaube, höflich an und frage, ob ich reinkommen kann. Seine Antwort ist: „Was klopfst du hier an? Das ist doch dein Büro. Jetzt, wo du da bist, ist es aber für mich gerade ganz unerträglich." Ich bemerke, wie ich innerlich wütend werde, und denke: „Wie kommt er dazu, so respektlos mit mir umzugehen?" Aber gelernt ist gelernt, ich halte mich zurück, sage nichts und verzögere meine Reaktion, und das ist gut so. Erst jetzt erkenne ich, was am Anfang stand vor meiner Wut, ganz offensichtlich Scham. „Soll ich ihn jetzt stören, wo er so viel lernen muss, und hineingehen?

Mache ich das richtig?" Dazu kommt die Scham, die ich gar nicht wahrhaben will: „Habe ich ihn so wenig gelehrt, dass er in herausfordernden Situationen immer so antworten muss?" Später, bei einer Tasse Kaffee und einem lockeren Gespräch zwischen uns beiden, klärt es sich langsam auf. Er sei beschämt darüber, so sagt er, dass ich ihn hier so sehe, aber noch viel mehr darüber, dass er so langsam sei beim Lernen. Das gehe einfach nicht, und dann würde ich auch noch stören. Er wisse ja, dass das blödsinnig sei, aber im Moment hätte er nicht anders gekonnt. Aber gut, dass wir jetzt miteinander reden konnten, dadurch nutzen wir offensichtlich die Energie der Scham konstruktiv. Uns geht es schon ganz gut. Wir haben offensichtlich schon einen Weg gefunden, mit unserer Scham umzugehen und auch die richtigen Worte zu finden. So eigenartig es klingen mag, wir nutzen die konstruktive Kraft der Scham.

4.2   Das Erkennen von Scham

Wie können wir nun erkennen, wie Scham in Beziehungen eine Rolle spielt? Im Folgenden finden Sie eine Reihe von Hinweisen, die sicher noch ergänzt werden können. Derartige Hinweise können nicht nur negativer, sondern auch positiver Natur sein.

Kevin etwa kann nicht aufhören, auf dem Trampolin zu springen. Seine Freude scheint groß. Hinter dieser Freude versteckt sich möglicherweise auch die Scham, nicht wieder von seiner Mutter dafür ermahnt zu werden, wenn er doch so gerne hätte, dass sein Trampolinspringen als seine große Stärke wahrgenommen wird.

Scham steht auch oft hinter Neugierde. „Beschämt" verstehen wir oft nicht, was der andere meint, also explorieren wir weiter. Es kann lästig werden, aber auch konstruktiv sein. Erinnern wir uns nur an kleine Kinder im Vorschulalter, die im Fragealter alles wissen wollen.

Scham findet sich auch beim Gefühl der Empathie, wenn wir uns in andere einfühlen, weil ihnen etwas passiert. Scham generiert auch in hohem Maße Mitgefühl, also unsere Tendenz, anderen helfen zu wollen. Haben Sie schon einmal bemerkt, wie schrecklich es für Kinder ist, wenn sie dann davon abgehalten werden, jemandem helfen zu dürfen? An Scham müssen wir natürlich immer denken beim neckischen Gespräch, hier bewegen wir uns immer an der Grenze zur Beschämung. Ganz sicher ist Scham aber dann im Spiel, wenn ein Gespräch mit Kindern und Jugendlichen plötzlich stockt.

„Warum gehst du nicht in die Schule?", wird Sebastian von einer Therapeutin gefragt. Sebastian gibt keine Antwort. Hier eine Sprachstörung zu vermuten, ist wahrscheinlich eher kontraindiziert. Dass Scham den Mund verschließt, kommt der Sache wahrscheinlich weit näher. Unkooperative Zustände spiegeln fast immer Scham wider. Man weiß nicht, wie man eigentlich fühlt. Sebastian kann sich auch nicht eingestehen, was er fühlt, und es fehlt der Wille zu zeigen, worum es wirklich geht. Das ergibt die Unfähigkeit zu kommunizieren, obwohl man eigentlich will. Dahinter steht Scham. Und: Scham hat hier eine konstruktive Funktion, denn sie reguliert Beziehungen und vertritt eigentlich die gute Absicht, hier nicht weiterzubohren. Die große Schwierigkeit für uns Erwachsene in der Erziehung besteht darin, solche

Grenzen zu erkennen und – wenn wir sie wirklich erkannt haben – dann auch zu respektieren.

Martin zum Beispiel nutzt die Macht der Scham schon ganz gut. Therapeut: „Wie war es heute in der Schule?" „Weiß ich nicht genau, ich habe nichts mitgekriegt." „Hast du mitgemacht?" „Ich kann's nicht sagen." Therapeut: „Willst du eigentlich die Schule fertig machen?" „Ist mir eigentlich völlig egal! Mir ist sowieso alles egal, mein Leben hat keinen Sinn." Langsam schämt sich auch der Therapeut, hier nicht weiterzukommen, und poltert: „So kann es aber wirklich nicht weitergehen!".

Das Vorliegen von Scham lässt sich auch aus dem Auftreten von verschiedenen oft als ineffektiv bezeichneten Kommunikationsformen ableiten. Beispielsweise die „Du-Kommunikation": Sarah lernt wieder nicht, sondern sitzt nur in ihrem Zimmer. Mutter sagt zu Sarah: „Kannst du nicht jetzt endlich etwas lernen? Es wäre wirklich an der Zeit!" Sarah: „Ich bin traurig. Du hast mir gar nichts zu sagen!" Mutter: „Du musst aber diese Klasse bestehen!" Sarah: „Ich muss gar nichts, dass ich etwas muss, denkst nur du!" Dann ist das Gespräch beendet. Enttäuscht zieht die Mutter von dannen. Ganz offensichtlich liegt in diesem Gespräch Scham vor. Die Mutter ist beschämt, dass ihre Tochter wieder nicht lernt, nichts hat genützt. Die Tochter ist beschämt, dass sie gestört wird. Und genau hier hat die Scham auch eine konstruktive Funktion. Die „Du-Kommunikation" beendet hier nämlich das Gespräch und signalisiert deutlich: Eigentlich müssen wir es anders machen.

Eine zweite Form ist die „Nie-und-immer-Kommunikation". Vater zu Sohn: „Warum musst du immer so spät nach Hause kommen?" Sohn zu Vater: „Dir passt aber auch nie was." Vater zu Oliver: „Warum musst du immer Computer spielen?" Oliver zu Vater zurück: „Du musst immer nur an mir herumnörgeln, nie sagt du mir etwas Gutes!" Bald endet das Gespräch. Solche „Nie-und-immer-Gespräche" spiegeln ein intensives Vorliegen von Scham wider. Zugleich reguliert die Scham hinter der „Nie-und-immer-Form". Sie stärkt den jeweils Beschämten, zumindest vermeintlich, und bietet eine Möglichkeit, sich in Szene zu setzen

Eine weitere Form, hinter der oftmals Scham steckt, ist das wechselseitige Unterbrechen. Mutter und Tochter sitzen gemeinsam beim Therapeuten. Mutter zur Tochter: „Ich hätte doch sehr gerne, dass du einmal zu Hause beim Aufräumen hilfst, weil …" Tochter unterbricht: „Ich habe wirklich andere Sachen zu tun …" Mutter unterbricht: „Weißt du, das ist aber wichtig!" Tochter unterbricht: „Was weißt du, was für mich wichtig ist?" Dann Stille.

Hier liegt überall Scham vor. Die positive Funktion davon ist, dass die Scham eine beschämende Kommunikation beendet und einen untrüglichen Hinweis gibt, etwas anders zu machen. Dieser muss allerdings ernst genommen werden.

Eine letzte mögliche Form ist das Gedankenlesen. Mutter zu Sebastian: „Ich weiß, dass du nicht in die Schule gehen magst. Ich glaube, das ist deswegen, weil ich als Mutter so viele Fehler gemacht habe!" Sebastian schweigt. „Oder kann es sein, dass ich so wenig Zeit habe für dich?" Unschwer ist die Scham der Mutter, nicht richtig gehandelt zu haben, zu erkennen, und auch die konstruktive Kraft dahinter. Es gibt ein Bemühen, die andere Person zu verstehen.

All dies sind Hinweise für das Vorliegen der Scham, die, wie bereits erwähnt, oft sehr schwer zu erkennen ist. Doch wie gehen wir nun, da wir wissen, wie man sich das Vorhandensein von Scham vor Augen führt, mit ihr um? Und wie kann man ihre konstruktive Kraft nutzbar machen?

4.3 Das konstruktive Nutzen der Scham

Eine Herausforderung für konstruktives Nutzen der Scham besteht darin, das Ausmaß der Scham zu erkennen und im Auge zu behalten. Nehmen wir folgendes Beispiel aus einem Gespräch mit Sebastian, dem Schulverweigerer. Der Therapeut ist auch dabei, sagt aber nichts und beobachtet vorerst nur. Mutter zu Sebastian: „Ich habe es satt, dass du dein Zimmer immer in eine Computer-Festung verwandelst und nicht zusammenräumst. Räum es endlich um!" Sebastian schweigt zuerst und sagt dann: „Mach dies, mach das, du gehst mir schrecklich auf die Nerven!" Und zu seinem Großvater: „Opa, kannst du mir helfen? Ich hab schon langsam genug von ihr!" Mutter: „Es wird Zeit, dass du wegkommst von hier!" Sebastian: „Ja, gerne! Ich gehe am besten jetzt und verschwinde!" Sebastian steht auf und fährt mit seinem Fahrrad in die Umgebung.

Glücklicherweise kann unser Therapeut die Situation insofern beruhigen, dass Sebastian bereit ist, zurückzukommen und das Gespräch über die Zukunft des Zimmers fortzusetzen. Diesmal geht der Therapeut es so an: „Ich glaube, es geht gar nicht so sehr ums Zimmer, sondern es geht mehr darum, dass deine Mutter es satt hat, immer mit dir streiten zu müssen, das will sie eigentlich nicht mehr." Sohn: „Sie stürmt aber immer rein und sagt: ‚Mach dies, mach das!‘ Ich bin es schon leid." Therapeut zur Mutter: „Auch Ihr Sohn will Ihnen sagen, dass er die Streitereien schon leid ist." Sohn: „Ja, aber sie will, dass ich immer sofort alles mache." Mutter daraufhin sofort: „Ich hab dich fünf Mal nett gefragt!" Unser Therapeut greift jetzt ein und handelt schnell, bevor die Mutter weiter eskaliert, und sagt zum Sohn: „Deine Mutter will, glaube ich, sagen, dass es toll wäre, wenn du das Zimmer ab und zu sauber machen würdest." Sohn sagt daraufhin: „Ab und zu mache ich es ja sauber!" Mutter überlegt und sagt: „Ja, er hat recht!", und plötzlich entspannt sich die Situation.

Ein Satz, ein Wort hat den Unterschied gemacht: „Er hat recht" – dies signalisiert Zugehen und Eingestehen. Was sehen wir anhand dieses Beispiels? Ganz offensichtlich pendelt die Scham bei Beziehungen zwischen Eheleuten, Eltern und Kindern, Jugendlichen, ihren Müttern und ihren Vätern immer wieder zwischen Zuständen hoher und niedriger Scham. Konstruktiv zu nutzen ist Scham ganz offensichtlich dann, wenn sie sich auf einem eher niedrigen Niveau befindet, wie unser Beispiel hier zeigt, oder aber wenn sie durch Kommunikation auf ein eher niedriges Niveau zurückgeführt wird. Da es, wie wir später noch sehen werden, auch ein zu niedriges Niveau der Scham gibt – nämlich die Schamlosigkeit –, sprechen wir doch lieber von einem *adäquaten* Niveau der Scham. Das Gespräch zeigt darüber hinaus, dass es augenblicklich passieren kann, dass das Schamniveau in einem Gespräch umschlägt.

Viele Untersuchungen weisen nun darauf hin, dass es in niedrigen, adäquaten Zustand von Scham Erwachsenen, Kindern und Jugendlichen gut möglich wird, aufeinander zuzugehen, etwas zu lernen, Bemühungen zur Versöhnung zu unternehmen und oft unter Zuhilfenahme von Humor auch etwas einzugestehen. Nehmen wir das Beispiel von Julia. Mutter zu Julia: „Was willst du denn da wieder anziehen?" Julia: „Na, eine Bluse, damit ich attraktiv und gut für meinen Freund aussehe." „Na, sieht ja wirklich bezaubernd, keck und auch reizend aus! Hoffentlich wird dir nicht zu kalt damit!" Julia lächelnd zu ihrer Mutter. „Eigentlich könnte ich auch eine Jacke mitnehmen!".

Auch hier steht Scham im Hintergrund, sie ist aber adäquat ausgeprägt und kann ihre Kraft zur konstruktiven Gestaltung von Beziehungen deswegen gut entwickeln, eben weil sie adäquat ist und dies Menschen offen und zugänglich macht. Wenn wir allerdings feindselig darauf antworten oder eingehen, etwa in der Form „Julia, was hast denn du da wieder an?" und Julia daraufhin antwortet: „Das geht dich gar nichts an!", dann erhöht sich die Scham, verliert ihre konstruktive Kraft und steigert ihre destruktive Kraft. Auch das ist natürlich eine Form von Beziehungsregulation.

Uri Weinblatt hat in seinem hervorragenden Buch *Die Nähe ist ganz nah* (2016) aufgelistet, was in Gesprächen und im Umgang miteinander auf das Vorhandensein von adäquater Scham hindeutet und was auf das Vorhandensein von zu hoher Scham. Auf adäquate Scham deuten hin:

- Neugierde, offenes Interesse am anderen und an dem, was geschieht,
- freudige Erregung, Heiterkeit, spielerischer Umgang miteinander, durchaus auch necken,
- zugeben, dem anderen Recht geben, etwas in die Überlegung mit einbeziehen,

- Lernbereitschaft, das Signal, dass ich die Haltung des anderen ernst nehme, ihm zugewandt bin von ihm etwas lernen kann,
- Nähe und Verbundenheit – Zeichen und Signale, die immer wieder zwischendurch auftauchen, dass der andere gemocht wird,
- Empathie, die Fähigkeit, „in den Schuhen des anderen zu gehen" und ihn nachzuspüren,
- Mitgefühl, die Fähigkeit, für den anderen etwas zu tun.

Hohe Scham, die weniger dazu geeignet ist, konstruktiv Beziehungen zu regeln, aber die Ruhe nach dem Sturm herstellen kann, findet sich dann,

- wenn der Umgang und die Kommunikation beschuldigend sind,
- wenn Schweigen dominiert, wenn die Kommunikationspartner bzw. Jugendliche und ihre Eltern nicht miteinander reden, oft Tage und Wochen lang nicht,
- wenn Wut und Ärger vorherrschen; wenn die Gespräche von wechselseitigen Wutausbrüchen oder einseitigen Wutausbrüchen dominiert sind,
- wenn gegenseitig immer wieder intensiv das Gespräch unterbrochen wird, wenn man sich nicht zu Wort kommen lässt,
- wenn Zynismus vorherrscht, wenn ich den anderen aufgrund seiner Äußerlichkeiten abwerte: „Wie siehst denn du aus mit deinen blauen Haaren?" oder „Du musst auch einmal richtig reden lernen, kannst du blubblubblub sagen?",
- wenn es wirklich Widerstand gegen das Gespräch gibt.

Zusammengefasst heißt dies: Für angemessene Beziehungsregulation braucht es die konstruktive Kraft der Scham,
vor allem beim Umgang mit unseren Kindern und Jugendlichen. Es braucht Fähigkeiten und Fertigkeiten, sowohl
bei Jugendlichen als auch bei uns Eltern oder erwachsenen
Bezugspersonen, Erziehern, Lehrern,

- wie wir Scham bei uns erkennen und zulassen können;
  wie wir erkennen, dass wir andere beschämen oder andere
  uns beschämen,
- dass wir lernen und Möglichkeiten finden, das Ausmaß
  der Scham zu regulieren –wegzukommen von Zuständen
  hoher Scham, die eher weniger konstruktiv, beziehungs-
  fördernd sind, hin zu Zuständen adäquater Scham.

Hier muss aber zugleich angemerkt werden, dass immer
das Ganze im Auge zu halten ist. Manchmal können wir
auch bewusst unsere Kinder und Jugendlichen in einen
Zustand hoher Scham bringen und umgekehrt uns in
einen Zustand hoher Scham und Beschämung bringen lassen. Es kommt darauf an zu erkennen, zu bemerken und
Möglichkeiten zu finden, konstruktiv damit umzugehen
und die Kraft zu nutzen.

Im Folgenden möchte ich nun vier Kommunikations-
techniken und Ansätze vorstellen, die für uns Bezug zur
Scham herstellen, die uns helfen können, die konstruktive
Kraft der Scham zu nutzen, und die uns in der Erziehung,
aber auch in Beratung und Therapie helfen können, die
Kraft der Scham zu nutzen. Es sind dies:

- der Ansatz der Achtsamkeit in der Beziehung,
- der Ansatz der Positiven Psychologie,

- hypnosystemische Überlegungen nach Gunther Schmidt,
- das Modell der Neuen Autorität nach Haim Omer.

Wie die Ansätze und ihre Techniken zu einem Instrumentarium des konstruktiven Nutzens der Scham werden können, wird dann der Inhalt des 5. Kapitels sein.

4.4 Achtsamkeit, der Weg zu Ruhe und Gelassenheit

Martin schreit seine Adoptivmutter an: „Dich brauche ich überhaupt nicht mehr, du bist nur lästig. Am liebsten würde ich ausziehen!" Martins Adoptivmutter bemerkt, wie die Scham und die Wut in ihr hochsteigen. Das hat sie nicht verdient, aber sie hat auch gelernt, sich hinzusetzen und die Wut vorbeiziehen zu lassen, ohne gleich auf sie anzuspringen. Sie reagiert achtsam. Sie lässt sich nicht aufgeregt von Satz zu Satz oder von Handlung zu Handlung treiben, sondern sie lässt sich auf eine Ebene zurückfallen, von der aus sie viele Möglichkeiten zu reagieren erkennen kann. Achtsamkeit ist die Fertigkeit, mittels einer gerichteten Aufmerksamkeit auf uns und unser Tun zu schauen und auch auf das zu schauen, was um uns herum vorgeht oder was mit uns passiert. Das, ohne zu werten. Einmal am Tag durchgeführt, kann eine Achtsamkeitsübung unsere Fertigkeit erhöhen, alles einmal „nüchtern" zu betrachten, um zu sehen, wie etwas wirklich ist, ohne gleich wegzulaufen oder uns immer weiter aufzuregen. Achtsamkeit ist somit ein Zustand gerichteter Aufmerksamkeit, ohne zu werten.

Achtsam zu sein hilft uns ungemein dabei, Scham bei uns selbst und bei anderen zu erkennen und als das zu nehmen, was sie ist: ein positiver Hinweis, um Beziehungen zu regulieren. Achtsamkeit lässt uns auch erkennen, wo wir zu schnell und zu überschießend reagieren. Das, ohne zu bewerten und uns dafür auch gleich wieder zu beschämen. Daraus ergibt sich: Achtsamkeit macht Scham erkennbar und wirft den Fokus darauf, wo wir andere beschämen, lenkt den Blick von außen auf das, was wir tun und hält so Scham auf einem adäquaten Niveau und macht sie damit hervorragend nutzbar für konstruktive Erziehungs- und Beziehungsgestaltung.

4.5 Positive Psychologie – der Weg zum gelingendem Leben

Sarah ist hoch unzufrieden mit sich selbst, weil sie wieder nicht in die Schule gegangen ist, wegen dieser blöden Angst vor der Mathematik-Schularbeit. Sie ist so richtig beschämt und drauf und dran, die in Ärger verwandelte Scham an der Mutter auszulassen. Doch diese reagiert anders als sonst, sie wartet ein bisschen zu, schaut Sarah an, macht ihr ein kleines Kompliment und bedankt sich für die Hilfe von gestern. Schon sitzen die beiden zusammen und reden über Dinge, die ihnen heute schon gut gefallen haben, und kommen auch bald auf Sarahs Stärken zu sprechen, nämlich ihre Einfühlsamkeit, ihre Entschlossenheit und ihre Kreativität.

Die Positive Psychologie (siehe auch mein Buch *Wilde Jahre – Gelassen und positiv durch die Pubertät;* Streit 2014) ist ein von Martin Seligman zusammengefasster Ansatz, der sich darauf verschrieben hat, Faktoren und Möglichkeiten zu finden, wie Menschen sich wohlfühlen und aufblühen können. Ganz bewusst wird das Augenmerk auf das Gelingende – das Positive – im Leben gelenkt, anstatt das Negative zu bejammern und zu versuchen, dies aus der Welt zu bringen. Fünf Faktoren für ein gelingendes Leben für Erwachsene, aber auch für Kinder und Jugendliche, hat Seligman (2012) entwickelt und in seinem PERMA-Modell zusammengefasst.

PERMA bedeutet:

- **P**ositive Emotions (Positive Emotionen)
- **E**ngagement
- **R**elations
- **M**eaning
- **A**ccomplishment (Zielerreichung, Sich als wirksam erleben)

Positive Emotionen Wenn es Menschen, Kindern und Jugendlichen gelingt, 3-mal mehr positive Emotionen (Freude, Dankbarkeit, Heiterkeit, Interesse, Hoffnung, Stolz, Vergnügen, Inspiration und Ehrfurcht) als negative Emotionen zu erleben, dann mündet dies in eine offene positive Grundhaltung und in die Fertigkeit, das positive Gefühl der Liebe zu erleben. Das ist die Fertigkeit, sich 3–30 s mit jemand anderem positiv zu verbinden und auf ihn einzugehen, mit ihm sozusagen in Positiver Resonanz zu sein, ohne von ihm eine Gegenleistung zu erwarten. Liebe oder „Positive Resonance" ist nach Barbara Fredrickson (2011) die Grundlage von Positivität, also der Fähigkeit, Herausforderungen konstruktiv anzunehmen und in eine positive Aufwärtsspirale zu geraten. In Resonanz mit anderen zu sein verhindert nun Scham nicht und soll diese auch nicht verhindern, sondern hilft vielmehr, die Energie der Scham gut zu nutzen. So, wie es eine gewisse Angst als Grundemotion für eine Energiebereitstellung braucht, um Herausforderungen gut zu lösen und in die richtige Bahn zu lenken, so braucht es Resonanz für die konstruktive Nutzung von Scham. Resonanz läuft somit der unkonstruktiven Nutzung von Scham zu wider. Drei Wege führen zu Positiver Resonanz: 1. Einfach darüber zu reden und zu erzählen sowie positiv und wertschätzend zu handeln, 2. Achtsamkeit und Respekt gegenüber dem anderen und 3. Achtsamkeit und Respekt gegenüber sich selbst.

Engagement Das zweite Element für Wohlbefinden und Aufblühen ist Engagement. Wenn wir uns auf jene Dinge fokussieren, die wir voll und ganz genießen und die uns wichtig sind, können wir im Moment aufgehen und kommen in einen Zustand, der als Flow bekannt ist. Eine Abkürzung zum Flow gibt es nicht. Um in Flow zu geraten, muss der Mensch seine ganze Kraft aufwenden und seine höchsten Begabungen aufwenden.

Damit dies gut gelingt, ist es nach Seligman und Peterson (2006) entscheidend, seine persönlichen Stärken zu kennen und einzusetzen. Dafür haben sie zunächst grundlegende Tugenden zusammengestellt und dazu 24 Charakterstärken entwickelt. Jeder Mensch, jedes Kind und jeder Jugendliche hat 3–7 solcher Charakterstärken in besonderem Ausmaß, das sind die sogenannten Signaturstärken einer Person.

Hier ein Überblick über diese Tugenden und Charakterstärken:

- Tugend: Weisheit und Wissen

  - 1. Kreativität
  - 2. Neugier
  - 3. Urteilsvermögen
  - 4. Liebe zum Lernen
  - 5. Weisheit

- Tugend: Mut

  - 6. Authentizität
  - 7. Tapferkeit
  - 8. Durchhaltekraft
  - 9. Enthusiasmus

- Tugend: Humanität und Liebe

  - 10. Freundlichkeit
  - 11. Bindungsfähigkeit
  - 12. Soziale Intelligenz

- Tugend: Gerechtigkeit

  - 13. Teamfähigkeit
  - 14. Fairness
  - 15. Führungsvermögen

- Tugend: Mäßigung

  - 16. Vergebungsbereitschaft
  - 17. Bescheidenheit
  - 18. Selbstregulation
  - 19. Vorsicht

- Tugend: Transzendenz

  - 20. Schönheitssinn
  - 21. Dankbarkeit
  - 22. Optimismus/Hoffnung
  - 23. Spiritualität
  - 24. Humor

Entscheidend für Erfolg, Wohlbefinden und Aufblühen von Kindern, Jugendlichen, aber auch Erwachsenen sind der systematische Gebrauch der individuellen Signaturstärken sowie das wechselseitige Mitteilen dieser Stärken.

In Bezug auf die konstruktive Nutzung der Scham bedeutet dies: Tugenden sind ja im weitesten Sinne auch moralische Vorstellungen einer Gesellschaft, deren Nichtbeachtung zu einem gewissen Grad Scham hervorruft. Der Einsatz von Charakterstärken unterstützt die konstruktive Nutzung solcher Scham für das erfolgreiche Gestalten von Beziehungen.

Relations Als drittes Element für Wohlbefinden und Aufblühen führt Martin Seligman (2012) den Beziehungsfaktor an. Entscheidend für gelingende Erziehung, Beziehung, Wohlbefinden im Alter und Leistungsfähigkeit ist das Vorhandensein von guten und sicheren Beziehungen. Seligman hat dazu eine Kommunikationstechnik entwickelt, die dies nach allen bisher vorliegenden Untersuchungsergebnissen ausgezeichnet fördert. Es ist die Fähigkeit, aktiv konstruktiv zu kommunizieren („Active and Constructive Responding", ACR). Wir werden diese Fähigkeit in Kap. 5 genauer vorstellen. Grundsätzlich meint ACR ein offenes Zugehen und beim anderen zu bemerken, was gut an ihm ist. Etwa bei Julia, die zum Fortgehen zu wenig anziehen will. Die Mutter meint dann zu Julia: „Oh, dieses Top ist aber ganz besonders nett. Wo hast du denn das her? Erzähl mir mal." Aus der Schamforschung und vielen Erfahrungen wissen wir, dass wertschätzender Umgang, das Aufbauen von Verbundenheit und Beziehung der Entwicklung von unkonstruktiver Scham direkt zuwiderläuft, also ihr Gegengift ist. Wertschätzender Umgang hilft, eskalierte Scham wieder in adäquate konstruktive Bahnen zu bringen und so für das Gelingen von Entwicklung und sinnvoller Auseinandersetzung nutzbar zu machen.

Meaning Viertens führt Seligman (2012) Sinn und das Finden von Sinn als wichtigen Faktor zur Erlangung von Wohlbefinden und Aufblühen an. Sinn meint dabei nichts anderes, als das große Ganze im Fokus zu haben, das gemeinsame Übergeordnete. Erinnern wir uns an das Beispiel mit Sebastian und seiner Mutter und ihren Streit. Das Hingehen auf das Übergeordnete – nämlich gemeinsam eine gute Familie zu sein – führt dazu, aus den gegenseitigen hoch eskalierten Beschämungen ausbrechen zu können und die vorhandene Scham konstruktiv für das Erreichen eines größeren Ganzen – in diesem Fall ein gutes familiäres Zusammenleben – zu nutzen. Sinn zu finden in Beziehungen, Sinn zu finden in Erziehung, Sinn zu finden, wozu man für einander da ist, hilft dabei,

Scham konstruktiv zu nutzen. Das führt zu der bekannten Tatsache, dass das Übernehmen von Verantwortung für das Nutzen der Energie der Scham bei Verhaltensproblematiken um ein vielfaches sinnvoller ist als der Ausschluss von allen Aktivitäten. Nehmen wir hier zum Beispiel Martin, der immer dann den Turnunterricht stört, wenn er nicht der Beste in einem Spiel ist. Der Hintergrund des Störens ist ganz offensichtlich Scham. Schließt man ihn dann aus, indem man ihm sagt, er solle sich auf die Bank setzen und Ruhe geben, wird dies unweigerlich die Scham erhöhen. Die Scham kann dann ein destruktives Level erreichen und führt dazu, dass Martin immer weiter stört. Konstruktive Nutzung der ursprünglichen Scham, nicht gut genug zu sein, wäre: Man gibt Martin Verantwortung und lässt ihn Teil eines größeren Ganzen sein. Zum Beispiel, indem man ihn bittet, dem Lehrer als Co-Schiedsrichter zu assistieren. Unsere Erfahrungen am Institut für Kind, Jugend und Familie zeigen, dass sich Kinder und Jugendliche so wieder in die Gruppe einfügen können, weil sie sich als Teil des Großen und Ganzen begreifen können.

Accomplishment (Zielerreichung, Sich als wirksam erleben) Fünftens spielen für Wohlbefinden und Aufblühen Zielerreichung und Gelingen eine entscheidende Rolle. Was sagen Oliver und seine Eltern? „Natürlich gelingt es uns noch immer nicht ganz so zu leben, dass wir uns nicht mehr anschreien und gegenseitig beleidigen, aber wir haben erkannt, um was es geht. Wir nähern uns Schritt für Schritt mit Hochs und Tiefs dem an, was wir erreichen wollen." Zielerreichung bedeutet vor allem, in kleinen Schritten in die richtige Richtung zu gehen, zu bemerken, dass etwas weitergegangen ist, zu bemerken, dass man auf der richtigen Spur ist. Die Scham kann hier eine richtige Triebkraft sein.

Zusammengefasst helfen also Interventionen der Positiven Psychologie, Bedingungen herzustellen, bei denen das Gelingende, das Stärkende im Vordergrund steht. Die Interventionen der Positiven Psychologie fokussieren dorthin, und das hilft, so paradox es klingt, der Scham aufzublühen.

4.6 Systemische und hypnosystemische Ansätze, Mentalizing

Julia sitzt wie ein Häufchen Elend da, nachdem es wieder einen Riesenzirkus gegeben hat. Jetzt fragt der Therapeut die Mutter: „Was glauben Sie, was denkt sich jetzt Julia über Sie?", Und Julia: „Was glaubst du, fühlt deine Mutter gerade jetzt? Was will sie gemeinsam mit deinem Vater dir Gutes tun?" Systemische Ansätze zeichnen sich dadurch aus, dass sie vernetzen, dass sie die Gesetzmäßigkeiten von Mustern des Gelingens und Problemmustern erforschen, erkennen und Techniken zur Verfügung stellen, wie man diese durchbrechen, ändern und nutzen kann. Systemische Ansätze weisen vor allem darauf hin, dass das ganze Leben keine Einbahnstraße ist, sondern ein Auf und Ab, ein Vor und Zurück, allerdings mit klarem Bestimmungsort hin zu einer guten Zukunft.

Deswegen wirken systemische Ansätze so gut, um die konstruktive Kraft der Scham nutzbar zu machen. Sie zeigen auf, welche Auswirkungen das eine auf das andere haben kann und das andere auf das eine. Oder anders ausgedrückt: welche Auswirkungen das Nicht-Erkennen und Verstecken von Scham auf Eskalationen haben kann. Systemisches stellt Verbindungen her und macht dadurch den Prozess erlebbarer und reichhaltiger.

In besonderem Maße ist Systemisches für die Nutzbarmachung von Scham hilfreich. Denn Systemisches fokussiert auf die Nutzbarmachung des Problems. Das wird vor allem im Hypnosystemischen Ansatz von Gunther Schmidt (2017, 2018) betont. Dieser bringt damit Scham konstruktiv auf die Bühne. Scham wird so zur Kompetenz für ein gelingendes Miteinander – das Dornröschendasein des missachteten und beschämten Jugendlichen hört auf. Gunther Schmidt führt dazu auch gern in sogenannte hypnosystemische Trancen hinein, etwa so: „Stellen Sie sich vor, was Sie wütend macht. Was steht hinter Ihrer Wut? Was ist das für ein Gefühl? Wie können Sie dieses Gefühl nutzen?" Wenn die Scham als Gefühl entdeckbar wird, kann man mit der Scham als unbewusster kompetenter Kraft weiterarbeiten. „Welches Bedürfnis steckt hinter Ihrer Scham? Wie sieht das ganz genau für Sie aus? Wie wäre das, wenn Sie es erfühlt haben? Achten Sie auf Zeichen!" Wir werden dies in Kap. 5 noch genauer besprechen.

Ein weiterer systemischer Ansatz, dem in Kap. 5 mehr Raum gegeben wird, ist das von Uri Weinblatt (2016) entwickelte Systemische Spiegeln, auf Englisch „Systemic Mirroring". Bei dieser Technik schlüpft der

Therapeut immer wechselseitig in die Rolle der Klienten und versucht, deren Äußerungen möglicherweise schamdeeskalierend umzudeuten, etwa so:

Martin zu Vater: „Du hast mir gar nichts zu sagen. Ich lerne nichts mehr!" Der Therapeut schlüpft in die Rolle von Martin und sagt zum Vater: „Ihr Sohn möchte Ihnen hiermit ausdrücken, dass er Sie für wichtig hält, aber in Bezug auf das, was er lernt, auch seine eigenen Vorstellungen respektiert haben will. Ist es etwa das, was du, Martin, meinst?" Der Vater daraufhin: „Das interessiert mich aber nicht." Jetzt schlüpft der Therapeut in die Schuhe des Vaters: „Martin, ich als Papa mag dich sehr gern, nur unsere ständigen Auseinandersetzungen möchte ich nicht mehr haben. Viel lieber würde ich mit dir darüber reden, wie es uns gelingen kann, dass du in der Schule gute Fortschritte machen kannst." Allen Erfahrungen nach reduziert dieses Umgehen hocheskalierte Scham und bringt Humor und Neugierde hervor, um Scham konstruktiv für gelingendes Zusammensein nutzbar zu machen

Ein weiterer Ansatz ist das sogenannte Mentalisieren von Peter Fonagy und Eia Asen (2015). Dabei bittet der Therapeut sein Gegenüber nachzudenken, was der andere fühlt, denkt und warum er so handelt, wie das von außen aussieht und wie es von innen aussieht. Hocheskalierende Zustände verdecken immer wieder Scham und damit verschiedenste Perspektiven. Durch Mentalisierung wird das Gefühl der Scham erkennbar und kann konstruktiv genutzt werden.

4.7 Schamregulation und Neue Autorität

„Ihr könnt machen, was ihr wollt, wenn ihr mich nicht zwei Stunden im Bad duschen lasst, dann werde ich einfach nicht mehr in die Schule gehen. Basta!", sagt die 11½-jährige Valentina zu ihren Eltern. So beschämt sie ihre Eltern weiter, die schon ganz beschämt darüber sind, dass ihre ansonsten tüchtige Tochter sich zwanghaft in der Dusche einsperrt und dabei noch alle Fenster abklebt. Scham steckt auch, allerdings nicht leicht zu entdecken, hinter Valentinas Aktionen. Das bildhübsche Mädchen hält sich für nicht kompetent genug, vor allem nicht für schön genug.

Valentinas Eltern sind verzweifelt, lernen aber, in Ruhe zu reagieren. Gemeinsam mit dem Therapeuten arbeiten sie einen Ankündigungsbrief für Valentina aus, in dem steht, dass sie ihre Tochter sehr lieben, aber dass sie das Einsperren in der Dusche nicht weiter hinnehmen und dagegen Widerstand leisten werden. Sie könnten Valentina zwar nicht zwingen, das nicht zu machen, aber Valentina müsse auch wissen, dass die Eltern nun Hilfe durch ihre Großeltern, Onkeln und Tanten und auch durch Lehrer bekommen, um ihren Job bestmöglich machen zu können. Interessanterweise flippt Valentina nach Übergabe dieses Briefes nicht weiter aus und beendet ihr schameskalierendes Verhalten, stattdessen tritt Neugierde auf den Plan. „Wozu schreibt ihr mir so einen Brief? Was bezweckt ihr damit?" Die Eltern halten sich zurück und sagen zu Valentina: „Denk nach. Inzwischen werden wir mit Oma und Opa reden, wie wir unseren Job weiter gut machen können."

Haim Omers Ansatz der Neuen Autorität (Omer und Streit 2016) hat die Erziehungswelt revolutioniert. Statt Bestrafung, Härte und Druck, die unweigerlich Eskalationen hervorrufen, statt endlosem Diskutieren mit den Jugendlichen präsentiert Haim Omer das Modell des gewaltlosen Widerstandes. Kinder und Jugendliche, so Omer, brauchen einen sicheren Hafen, wo sie akzeptiert und aufgenommen werden, daneben aber auch die (in der Literatur kaum erwähnte) Ankerfunktion der Eltern. Anstatt zu drohen und zu verzweifeln, übernehmen die Eltern Verantwortung für die Erziehung ihrer Kinder. Dies nennt Haim Omer die Ankerfunktion.

Was zeichnet diese Ankerfunktion aus?

- Erstens das Aufrechterhalten und Erstellen einer elterlichen Erziehungsstruktur. Kinder, die keine Struktur haben, fühlen sich unzulänglich, Eltern auch. Hier kann die Scham schnell ein unkontrolliertes Ausmaß annehmen. Haim Omer legt größten Wert darauf, dass die Eltern durchaus in der Absprache mit anderen, nicht aber mit den Kindern, ihre Regeln selbst machen und bei diesen dann auch beharrlich bleiben.
- Das zweite wichtige Element der Ankerfunktion von Haim Omer ist die elterliche Präsenz. „Wir sind da. Wir bleiben da. Wir mögen dich. Wir stehen zu unseren Haltungen und Verhaltensweisen und wir werden nicht weichen, auch wenn du es willst." Die praktische Funktion der Präsenz ist die sogenannte Wachsame Sorge. Eltern greifen ein, wenn sie Warnzeichen spüren, erahnen, dass etwas schief läuft, und übernehmen Verantwortung. Dabei suchen sie oft das Gespräch,

manchmal setzen sie aber einseitige Maßnahmen. Wichtig dabei ist, dass das Setzen von einseitigen Maßnahmen mehr ein Mitteilen der Haltungen der Eltern ist als ein ultimativer Versuch, das Kind zu korrigieren.

- Drittens ist die Fähigkeit zur Deeskalation bedeutend. Die Fähigkeit zur Deeskalation meint, ruhig zu bleiben, wenn die Scham besonders groß zu werden droht. Die wichtigsten Schritte dabei sind entspannungsähnliche Techniken wie zum Beispiel Zuwarten und das „Eisen dann zu schmieden, wenn es kalt ist".

- Vierter wesentlicher Bestandteil der Ankerfunktion ist die Organisierung von Unterstützung und Hilfe und die Herstellung von Öffentlichkeit. Die Herstellung von Öffentlichkeit, also zum Beispiel das Problem, Verwandten und Bekannten zu erzählen und um Hilfe zu bitten, ist eine wichtige Voraussetzung für die konstruktive Nutzung der Scham. Unkonstruktive Scham versucht sich zu verstecken, vor allem in hoch eskalierten Eltern-Kind-Situationen, in denen die Scham so hoch ist, dass die Sprache verloren gegangen ist.

- Der fünfte Bestandteil ist das Ausüben von Widerstand. Widerstand bedeutet, dass die Eltern klar ihre Beziehung zum Kind betonen und zugleich sagen, dass sie beharrlich gegen die eine oder andere Verhaltensweise sein werden.

Was bedeutet dies alles in Bezug auf die Schamregulation, in Bezug auf die konstruktive Nutzung der Scham für eine gelingende Erziehung? Omers Ansatz ist vor allem dort besonders nützlich, wo er auf gemeinsame Öffentlichkeit und Beharrlichkeit abzielt. Gerade die Öffentlichkeit läuft der Tendenz, sich bei übergroßer Scham zu verstecken, zuwider.

Neue Autorität schafft, wie wir sehen werden, Neugierde, Anteilnahme und ein konstruktives Diskussionsklima. So kann Scham wunderbar für Gelingendes genutzt werden.

4.8 Zusammenfassung

In diesem Kapitel haben wir versucht, die Bedingungen aufzuzeigen, wie die konstruktive Funktion der Scham für ein gelingendes Miteinander genutzt werden kann. Ausgehend davon, dass Scham immer da ist und wir mehr Scham empfinden, als wir glauben, haben wir Punkte aufgezeigt, wo Scham ihre konstruktive Kraft entwickelt, etwa beim Unterbrechen unkonstruktiver Auseinandersetzungen und beim Aufbauen neuer Beziehungsqualitäten. Herausfordernd ist es, Scham überhaupt zu erkennen und die Scham immer in ihrem richtigen Ausmaß im Auge zu behalten.

Wir haben Möglichkeiten aufgezeigt, wie dies funktionieren kann, und haben gesehen, dass Scham im richtigen Ausmaß viel zu einem gelingenden Miteinander beitragen kann.

Mit Achtsamkeit, Positiver Psychologie, systemischen Ansätzen und Neuer Autorität wurden Ansätze vorgestellt, die helfen können, mit ihren Interventionen die konstruktive Kraft der Scham zum Erblühen zu bringen.

Im folgenden Kapitel geht es jetzt um einen Werkzeugkasten, mit dessen Hilfe einerseits Scham konstruktiv genutzt und andererseits Scham von einem erhöhten Zustand auf ein adäquates Level gebracht werden kann, damit sie wieder ihre konstruktive Kraft erlangen kann.

5

Die konstruktive Kraft der Scham nutzen – Werkzeuge, Tools und Interventionen

Halten wir noch einmal fest: In Kap. 4 haben wir Grundsätzliches kennengelernt, um Scham zur Regulierung von Beziehungen zu nutzen. Dazu noch ein Beispiel: Vera, 12 Jahre alt, hat beim Einkaufsbummel mit ihrer Mutter eine kleine Glaskugel geschenkt bekommen, die ihr außerordentlich gut gefällt. Prompt fällt sie beim Einsteigen ins Auto hinunter. Vera wird ganz rot und geniert sich, dass gerade ihr das jetzt passieren muss, und will gerade ärgerlich werden. Da sagt ihre Mutter zu ihr: „Na, Vera, das kann jedem passieren! Schauen wir mal, ob wir Ersatz bekommen." Vera blickt die Mama an, lächelt und denkt sich: „Mama ist doch die Beste!".

Wir haben in Kap. 4 festgestellt: Scham gibt es immer und überall, egal, ob etwas gut oder schlecht geht. Scham, so haben wir gemeint, reguliert die Zwischenmenschlichkeit,

© Springer-Verlag GmbH Deutschland, ein Teil von Springer Nature 2019
P. Streit, *Coolness, Scham und Wut bei Jugendlichen*,
https://doi.org/10.1007/978-3-662-56681-7_5

wie auch unser Anfangsbeispiel oben zeigt. Scham ist eine positive Kraft, nicht die dunkle Materie, aber eine Kraft, die sich gerne versteckt und die sich gerne hinter anderen Gefühlen tarnt; z. B. Neugierde, Heiterkeit, Vergnügen, Spaß, um beim Positiven zu bleiben, Ärger, Wut, Verachtung, um einige negative Gefühle zu nennen. Zugleich haben wir anhand vieler Beispiele erfahren, dass es hohe und niedrige Scham gibt und dass adäquate Scham in Richtung Gelingen reguliert und konstruktiv wirkt, während hohe Scham schnell einmal destruktiv und zerstörerisch wirkt.

Mit anderen Worten: Adäquate, konstruktive Scham kann uns in eine Aufwärtsspirale des Gelingens zwischenmenschlicher Beziehungen bringen, während zu hohe Scham leicht eine Abwärtsspirale von Verachtung, Wut, Zerstörung und Destruktion zwischenmenschlicher Kontakte auslösen kann. Die schüchtern rührende Neugierde des Kindes kann zu herzzerreißenden Begegnungen führen, die aggressive Abwehr zu tiefen Feindschaften und Sprachlosigkeit.

Um Scham konstruktiv nutzen zu können, braucht es die richtige Balance zwischen niedriger und hoher Scham. Ein Satz, ein Wort kann den Abgrund zu hoher Scham öffnen. Es braucht auch die richtige Herausforderung, um das Gefühl der Scham überhaupt entdeckbar zu machen.

Des Weiteren wurden grundsätzliche Ansätze besprochen, die mithelfen, die konstruktive Kraft der Scham zu nutzen. Hier haben wir Achtsamkeit, den Ansatz der Positiven Psychologie, systemische und hypnosystemische Ansätze und den Ansatz der Neuen Autorität mit Betonung auf Herstellen von Öffentlichkeit besprochen.

In diesem Kapitel wollen wir nun ganz konkret Kommunikations- und Gesprächstechniken vorstellen, um die konstruktive Kraft der Scham zu nutzen. Sie helfen, die Scham zu entdecken und herauszukitzeln, die Scham zu regeln, um die richtige Balance zwischen hoher und niedriger Scham zu finden.

Zum richtigen Verständnis möchte ich hier noch einmal festhalten: Es geht bei den im Folgenden beschriebenen Kommunikationstechniken nicht darum, Scham wegzuregulieren. Scham ist für mich und viele andere eine intrinsische Kraft zum Regulieren von zwischenmenschlichen Beziehungen. Dabei dürfen wir manchmal auch etwas Scham dazu erzeugen, um die ganze konstruktive Kraft zu nutzen.

5.1 Resonanz, Achtsamkeit und Beziehungsregulation durch Scham

Sie schlendern mit Ihrem sehr guten Freund oder Ihrer sehr guten Freundin durch einen Park und genießen ein Eis. Plötzlich schleudern Sie unachtsam die Verpackung dieses Eislutschers einfach weg. Ihr Freund sagt zu Ihnen: „Du, was machst du da? Das geht eigentlich nicht." Sie erröten ein bisschen (Scham), heben die Verpackung auf und werfen sie in den nächsten Mülleimer. „Danke", sagen Sie noch zu Ihrem Freund, „Ich sollte nicht so unachtsam sein." Sie lächeln sich gegenseitig an. Es könnte natürlich auch anders ausgehen. „Oh nein, warum schmeißt du das schon wieder weg?" „Das geht dich überhaupt nichts an! Das mit dem Umweltschutz halte ich für einen völligen Blödsinn. Deine grüne Gesinnung geht mir sowieso schon auf den Nerv."

Wie gelingt das Erste, und wie kommt es zum anderen? Wenn es gelingt, dann sind Sie offensichtlich in einer Beziehung oder Konstellation, wo Sie sich gegenseitig akzeptieren. Sie sind in Resonanz oder guter Beziehung, wie man sagen kann. Sie schwingen mit dem anderen mit, Sie vertrauen. Das ist die Basis, auf der man sich gegenseitig auch unangenehme Dinge sagen kann.

Viele Ehepaare beherrschen diese Kunst der Resonanz, auch viele Jugendliche mit ihren Eltern und umgekehrt. Sie sind offen gegenüber den anderen. Sie wissen, was sie können und was der andere kann. Sie können nehmen, akzeptieren, nicht nur beim Wegwerfen eines Papierchens.

Was ist, wenn Sie nicht in Resonanz sind? Sie fühlen sich angegriffen, auf den Schlips getreten. Schon wieder unzulänglich, gefährdet, und Sie teilen aus. Wichtig ist: In beiden Fällen fühlen Sie sich beschämt, aber einmal reagieren Sie so, das andere Mal so.

Resonanz ist die Fähigkeit, mit dem anderen ins Schwingen zu geraten, mit ihm 3–50 s auf einer Wellenlänge zu sein. Dies kann auch durch Ihre Gehirnaktivität bei Messungen mittels funktioneller Magnetresonanztomografie gezeigt werden. Die Gehirnareale der Partner sind gleichzeitig aktiv. Das ist die beste Voraussetzung, um nicht in den negativen Kreislauf der Scham zu kommen. Aber wie geht das nun?

Wer in Resonanz ist mit dem anderen bzw. diesen Zustand mit dem anderen herstellen kann, also mit dem anderen zu schwingen, so wie er ist, ist – so stellt die überwiegende Anzahl der Studien (vgl. Fredrickson 2013) fest – mit sich selbst im Lot. In diesem Fall mag man sich selbst, hat eine gute innere tiefere Überzeugung, dass man etwas bewirken kann, dass man von anderen geliebt und gemocht wird.

Zum Beispiel: Ihre Tochter Hannelore benimmt sich beim Schulausflug einfach daneben. Relativ schroff teilt Ihnen der Klassenvorstand das mit. Aber Sie bleiben überraschenderweise recht ruhig und freundlich zugewandt, denn Sie wissen, dieser Klassenvorstand probiert auch nur sein Bestes. Zugleich sind Sie felsenfest davon überzeugt, dass dies mit Hannelore ausredbar ist. Das lässt Sie ganz anders auf Hannelore zugehen, wenn sie nachhause kommt. Sie reden mit ihr, was gut und toll war bei diesem Schulausflug. Sie sehen einfach das Gute und sind dankbar, dass sie Ihnen ein kleines Mitbringsel gebracht hat. Da lässt sich gleich ganz anders über den Vorfall denken. Wiederum ist es so: Sie sind davon beschämt, und Hannelore auch. Aber Sie können offen miteinander reden und Pläne schmieden, wie es das nächste Mal besser gehen kann. Auch wenn Hannelore Sie plötzlich anschnauzt, als Sie sie dann darauf ansprechen, können Sie gelassen bleiben. „Das passiert manchmal, weil sie aufgeregt ist". Sie sehen ihr das nach, in der Sache allerdings bleiben Sie klar.

Längst haben Sie für sich auch etwas ausgemacht, wie Sie mit sich selbst Mitgefühl haben können, mit sich selbst im Reinen bleiben können, wie etwa Martins Mutter, wenn dieser hochlaunisch und unausgegoren von der Schule zurückkommt. Dieses Mitgefühl-Mantra hat Martins Mutter entwickelt: „Das passiert immer wieder. Es geht aber auch schnell vorbei. Ich brauche das, damit ich immer besser lernen kann, ich brauche auch diese Beschämung, damit ich besser lernen kann, damit umzugehen."

Hier nun noch einige Werkzeuge, wie Sie Beziehung und Resonanz herstellen können:

- Sehen Sie das Gute, Schöne, das, was gelingt. Achten Sie darauf, auch wenn sonst viel Beschämendes dabei ist, was ja automatisch kommt. Das Glas ist immer halb voll. „Drei gute Dinge des Tages aufschreiben" oder auf Englisch „Three Blessings Exercise" heißt diese Übung in der Positiven Psychologie. Probieren Sie sie aus. Sie beflügelt, sie gibt der Scham positive Kraft für Beziehungen.
- Seien Sie dankbar für das, was der Tag Ihnen bringt. Sagen Sie anderen danke. Zum Beispiel: Ihrem Sohn, Ihrer Tochter. Gerade auch dann, wenn es ein bisschen schwieriger ist. Verfassen Sie Dankbarkeitsschreiben, Dankbarkeitskärtchen.
- Überraschen Sie den anderen mit kleinen Gesten der Liebe, auf Englisch „Acts of Kindness". Bringen Sie etwas mit. Überraschen Sie, vielleicht auch nur durch einen humorvollen Satz. Gerade dann, wenn Sie „etwas ausgefressen" haben. Kleine Gesten der Liebe können sehr vielfältig sein. Ein liebes Wort, ein Blick, ein Satz, ein kleiner Stein, ein Mitbringsel, ein bisschen Zeit. Natürlich eine Blume und vielerlei anderes. Das wendet das Blatt. Scham, die möglicherweise vorhanden ist, versprüht ihre Kraft. Neue Beziehungen, neue Innigkeit entfalten sich. „Die Kraft der Positivität macht's möglich", sagt die weltberühmte Gefühlsforscherin Barbara Fredrickson. Wenn wir neugierig, ehrfürchtig, respektvoll, offen und in Resonanz sind, dann sind wir positiv und nutzen die Scham für unsere Stärke und unsere Fähigkeit zur Resonanz.

5.2 Deeskalieren, aktiv konstruktiv kommunizieren und Beziehungsregulation durch Scham

Die konstruktive Kraft der Scham lässt sich gut nutzen, wenn wir deeskalieren und aktiv konstruktiv kommunizieren („Active and Constructive Responding", ACR), also achtsam, präsent und wachsam sind. Sebastian schnauzt seinen Großvater an: „Du hältst doch nur mit denen mit! Du willst mich auch in die Schule prügeln und zwingen! Ich halte bald gar nichts mehr von dir!" Der Beschämungsversuch ist offensichtlich, damit Sebastian seiner Scham wegen der Schulverweigerung keine konkrete Richtung geben muss. Doch Sebastians Opa sagt einmal gar nichts, obwohl es auch in ihm aufsteigt. Er nimmt einige tiefe Atemzüge, atmet ein und aus und spürt, wie er gelassener wird. Hunderte Male hat er das schon durchgemacht, mit Erfolg. Im Gegensatz zu seiner Tochter, der Mutter von Sebastian, die schon bei der kleinsten Problematik noch hochfährt wie von der Tarantel gestochen. Sebastians Großvater wartet zu, bespricht sich mit Rick, dem Betreuer von Sebastian, und auch mit seiner Tochter und schmiedet das Eisen, wenn es kalt ist. So kann er die Kraft der Scham, die in dieser Interaktion steckt, optimal nutzen. Dies können dann Sebastian, sein Opa, sein Betreuer und auch die Mutter konstruktiv nutzen. Sie können ihre Kraft noch potenzieren, indem sie ganz ruhig sagen: „Sebastian, wir schätzen dich, aber diese Haltung wollen wir nicht. Wir wollen, dass du in die Schule gehst. Wir werden dagegenhalten." So sind sie präsent und wachsam, und statt vor Scham zu verzweifeln, nutzen sie sowohl Sebastians als auch ihre eigene Scham, um nach vorne zu gehen. Das beeindruckt den Jungen, und er ist um ein Vielfaches gesprächsbereiter. Was ist da passiert?

Eines haben Mutter und Großeltern im Lauf der Zeit gelernt, nämlich aktiv konstruktiv mit Sebastian zu kommunizieren. Sie interessieren sich für Sebastian, dafür, was er sagt, auch für seine Leistungen am Computerspiel finden sie gefällige Wörter, anstatt blindwütig zu kritisieren, dass das so schlecht sei. Was bedeutet es nun, aktiv konstruktiv zu kommunizieren? Diese Technik des „Active and Constructive Responding" (ACR) kommt aus der Positiven Psychologie (Seligman 2012) und vermittelt im Wesentlichen, dass wir auf ein Ereignis, das uns ein anderer darstellen will, auf zwei Ebenen reagieren können. Die eine Ebene ist aktiv/passiv, die zweite Ebene ist konstruktiv/destruktiv. Wenn zum Beispiel Ihre Frau voller Begeisterung nach Hause kommt und Ihnen erzählt, dass sie ein tolles Angebot bekommen hat, können Sie einmal aktiv destruktiv reagieren. „Nein, nicht schon wieder! So ein Hirngespinst von dir! Was sollen die Kinder sagen? Und deine sogenannte Lohnerhöhung geht dafür drauf, dass wir die Förderung verlieren." Das ist aktiv destruktiv. Das zerstört und schafft hohe destruktive Scham. Die zweite, vielleicht mildere Form ist die passive destruktive Form. „Uhh, mhmm, ich höre! Aber kannst du jetzt bitte das Essen machen?" Dies kränkt auch massiv. Die dritte Variante ist passiv konstruktiv: „Sehr schön, ich gönne es dir!", und dann weiter in der Tagesordnung. Die vierte Form ist aktiv

konstruktiv: „Toll, was du wieder geschafft hast! Komm her!
Erzähl! Setz dich ein bisschen nieder! Ich hätte hier etwas
zum Anstoßen! Wie hast du denn das wieder geschafft?".
Aktiv konstruktives Reagieren ist der Schlüssel zur positiven Beziehung und zur Deeskalation. Wenn es herausfordernd ist, wagen wir es einfach, unserem Kind, unserem
Jugendlichen aktiv konstruktiv entgegenzutreten. Viel
leichter können wir uns dann mit den Menschen verbinden, die Scham nutzen, auf neue Wege hinweisen und
neue Erfahrungen sammeln, wie zum Beispiel Sebastians
Mutter: „Ich verstehe ja, dass du zornig bist, das dauernde
Nicht-zur-Schule-Gehen zermürbt dich, aber wollen wir
mal heute mit den Großeltern gemeinsam einen Ausflug
machen?" Durch Aktiv Konstruktive Kommunikation
(„Active and Constructive Responding") können wir verbinden und auf etwas Neues hinweisen. Ablenken oder
Connect to Redirect nennt man das in der Achtsamen
Kommunikation nach Siegel (2013).

Es gelingt uns aber auch durch aktiv konstruktive
Kommunikation, eine gute Beziehung herzustellen und die
Bereitschaft zu schaffen, weiter über das Herausfordernde
zu reden. „Benenne es, um es zu zähmen", auf Englisch
„Name it to tame it", heißt dieser Vorgang. Wir lassen einfach erzählen, was passiert ist. Auf einer solch guten Basis
können wir viel leichter eine einseitige Maßnahme setzen, Hilfe herbeiholen und etwas untersagen. Das ist dann
zumutbar und beflügelt die Kraft der Scham in besonderem
Maße. Das Einzige, was wir sein müssen, ist zurückhaltend.
Wenn Sebastian oder andere nun sagen: „Warum setzt ihr
diese Maßnahme? Was soll das?" und so eskalieren möchten, gilt es, keine Antwort zu geben. Dies fordert zwar heraus, intensiviert aber aller Erfahrung nach Beziehungen.

Die konstruktive Scham fördernden Techniken im Überblick:

1. Aktiv konstruktives Reagieren
2. „Schmiede das Eisen, wenn es kalt ist"
3. WIR-Kommunikation (siehe auch Kap. 4 und 6)
4. Ablenken oder „Connect to redirect"
5. Erzählen lassen, wie es ist, oder „Name it to tame it"
6. Das Gehirn des anderen fordern
7. Einseitige Maßnahmen setzen (siehe auch Kap. 4)

Die Techniken 4–6 finden Sie auch hervorragend in dem Buch *Achtsame Kommunikation mit Kindern* (Siegel 2013) beschrieben.

5.3 Werkzeuge, die helfen, die Scham zu entdecken und hervorzukitzeln: Provokation, Humor und Mentalizing

Oliver brüllt herum: „Ihr Miststücke, wenn ihr mir nicht sofort den Computer gebt, schlage ich hier alles kurz und klein!" Olivers Mutter schickt sich an, in Deckung zu gehen, aber Vater ist merkwürdig gelassen. „Oliver, ich mag dich. Ich weiß auch, dass es ganz schwierig ist, den Computer nicht zu haben, aber vielleicht verwendest du die Kraft deines Geistes und beamst ihn her, oder was ist überhaupt so schwierig daran, dass jetzt keiner da ist? Wir könnten ja auch miteinander reden, denn bei allem, was schwierig ist, ich mag dich sehr gerne." Was wie eine unglaubliche Provokation klingt, um Oliver möglicherweise noch mehr aufzubringen, hat eine überraschende Wirkung: Olivers Gesicht hellt sich auf, er schaut seinen Vater an und sagt: „Könnte ich probieren, aber du besorgst mir die nötige elektromagnetische Spule."

Provokation ist ein herausforderndes Mittel in Beratung, Therapie und Gesprächsführung. Entwickelt wurde dieses Konzept von dem amerikanischen Therapeuten Frank Farrelly (Farrelly und Brandsma 1986). Provokation zielt darauf ab, die schwarzen Gedanken, die Wut, den Zorn usw. des Gegenübers auszusprechen. Man besetzt sozusagen den Teil der Abwertung gegenüber dem Kind, dem Jugendlichen, aber auch beim Elternteil und schafft so Platz für konstruktive Gedanken und Neuigkeiten.

Provokation braucht unbedingt eines: Resonanz und Beziehung. Sie können nur necken und provozieren, wenn auf der grundlegenden emotionalen Ebene klar ist, dass Sie Ihren Jugendlichen mögen und dass Ihr Jugendlicher Sie mag und Sie grundlegendes Vertrauen haben. Provokation muss auch zu Ihnen passen. Sie geht auch nach hinten los, wenn Sie über Provokation abwerten und gewinnen wollen, dann wird das spielerische provokative Element zum Zynismus.

Drei wichtige Techniken kennt provokatives Herangehen. Die erste Technik: Was ist so schlimm daran? „What's wrong about that?" Viele Erfahrungen zeigen, dass die zersetzende Kraft von Angst, Unsicherheit, Scham und Wut weggeht, indem man nur darüber redet.

Die zweite Technik heißt „Verrückte Lösungen", also genau das, was Olivers Vater in unserem Beispiel gemacht hat. Die Attacke Olivers kreiert Scham, die verrückte Lösung des Vaters geht darauf ein und nutzt sie konstruktiv. Die verrückte Lösung sollte wirklich abstrus sein und beide Parteien zum Lachen bringen können. Zum Beispiel Ehemann zur Ehefrau: „Warum kochst du mir heute nichts?" Antwort, nicht nur beschämt: „Weil ich keine Zeit habe und auch nicht mag. Aber du könntest ja deine Sekretärin bitten, dass sie dir am Nachmittag schnell ein kleines Essen kocht, das du dann für uns beide mit nach Hause nehmen könntest." „Wie soll denn das gehen?" „Ganz einfach: Herdplatte aufdrehen, Zutaten in den Topf, schon qualmt und raucht es und das Essen ist fertig."

Die dritte Variante provokativen Vorgehens ist die „Schwarze Metapher". Ein Bild, eine Beschreibung, die ein humorvoll verzerrtes Gesicht des anderen zeichnet, ihn in irgendwelche Rollen schlüpfen lässt, zum Beispiel den Ordnungsminister Vater, die Jungfrau von Ängstlichkeit, den Freiherrn von Recht und Gerechtigkeit.

Bevor Sie solche Techniken möglicherweise anwenden, ist es gut, sich mit einer fachkompetenten Person darüber zu beraten. Manchen ist es allerdings in die Wiege gelegt. Wie merken Sie, ob Provokation gelingt? Sie befreit die Kommunikation, löst Verschlingungen auf, ermöglicht konstruktiven Beziehungsaufbau. Die Scham tut sich schwer, sich zu verstecken, sie bekommt Flügel. Der Humor, der der Provokation innewohnt, macht das.

Ein Beispiel: Bei Sarah geht es um alles. Sie braucht dringend ein Schmuckstück, damit sie sich mit ihrer Freundin treffen kann. Also ruft sie Mama an, es ihr zu bringen. Mama beeilt sich, setzt sich ins Auto und bringt das Schmuckstück zum vereinbarten Treffpunkt. Nur als sie dort aussteigt, ist alles da, nur das Schmuckstück nicht, das hat Mama nämlich zu Hause vergessen. Anstatt sich zu ärgern, lachen beide herzlich. Humor ist ganz offensichtlich die Fähigkeit, heiter zu bleiben, wenn es ernst wird. Hier etwa, wenn man vor Scham am liebsten in den Boden versinken würde. Humor anzuwenden beflügelt Beziehung. Nachgewiesen ist auch, dass Humor zwischenmenschliche Beziehungen verbessert. Er kann erlernt werden, und er ist genau das Richtige für die Scham. Denn Humor funktioniert oft nicht ohne eine gewisse Peinlichkeit, ohne eine gewisse Beschämung. Humor, die Pointe, hat die Fähigkeit, die Energie in die richtige Richtung zu lenken.

Humor wird in der Positiven Psychologie (Seligman 2012) auch als eine Charakterstärke bezeichnet. Eine gängige Definition ist: eine heitere, gelassene Haltung gegenüber den Widrigkeiten des Lebens. Sie können nun ein Humortraining besuchen oder einfach anfangen und dabei folgende grundsätzliche Aspekte zu beachten. Humor wird Ihnen dabei helfen, spielerisch mit Scham umzugehen:

- Genießen Sie Humor bei anderen, gehen Sie manchmal ins Kabarett und umgeben Sie sich mit lustigen Leuten.
- Initiieren Sie selbst Humor, erzählen Sie Witze und lustige Geschichten. Albern und blödeln Sie manchmal herum. Gerade in Situationen, wo es auch zwischenmenschlich herausfordernd ist. Was steckt dahinter? Natürlich die Scham.

- Finden Sie in Ihrem Alltagsleben Humor.
- Seien Sie bereit, über sich selbst zu lachen, wenn Ihnen etwas nicht gelingt – das hat auch viel mit Selbstliebe zu tun. Gerade in stressigen Situationen ist es auch sehr sinnvoll, manchmal heiter damit umzugehen. Zum Beispiel bei einer herausfordernden Interaktion mit Ihrem Sohn. Nehmen Sie's mit Humor und Gelassenheit dann kann die Scham kann ihre konstruktive Arbeit tun.

Die Scham hat, wie wir ja schon öfters festgestellt haben, gar eigenartige Eigenheiten. Sie macht ein bisschen sprachlos, sie hat die Tendenz, sich manchmal einfach zu verstecken, zu verkriechen, zu schweigen; stereotype Sätze wie „Ich weiß nicht, keine Ahnung" kommen dann. Wir glauben es kaum: Leute, die oft sprühend und sprudelnd sind, sind plötzlich mit mentaler Blockade, man kann auch sagen, mit Dummheit, geschlagen. So ist sie, die Scham. Sie will manchmal ein wenig hervorgebeten oder herausgekitzelt werden. Eine wunderbare Möglichkeit, dies zu tun, ist die von Peter Fonagy (2015) entwickelte Technik des Mentalisierens. Mentalisieren ist die von Natur aus unterschiedlich ausgeprägte menschliche Fähigkeit, sich eigene und fremde seelische Befindlichkeiten, also Gedanken, Gefühle und Handlungstendenzen vorzustellen. Wir mutmaßen also über innere Zustände wie Beweggründe, Gefühle, Überzeugungen, Bedürfnisse, Absichten, Wünsche, Erwartungen, Meinungen, Ziele, Gedanken, Fantasien, Bewertungen bei uns selbst und beim anderen. Wer mentalisiert, versucht herauszubekommen, wie und was der andere und man selbst denkt und fühlt. Man versucht ein forschendes, neugieriges, offenes, spielerisches Interesse an mentalen Zuständen zu zeigen und versucht zu überlegen, welche eigenen inneren Motivationen man hat. So schafft man eine viel differenziertere Wahrnehmung des eigenen Selbst und des anderen.

Das funktioniert beispielsweise folgendermaßen: Valentina sitzt mit ihren Eltern und der Therapeutin gemeinsam in einer Runde. Frage der Therapeutin an Valentina: „Wie war's heute in der Schule?" Valentina: „Keine Ahnung." Therapeutin an Valentina: „Was hat dein Klassenvorstand wohl heute über dich in der Schule gedacht? Wie ist es ihr mit dir ergangen?" Hintergrund dazu ist: Valentina hat sich heute in der Schule hervorragend gehalten und gut mitgemacht. Valentina: „Hä?", und wendet sich an ihre Mama: „Was soll die Frage?" Mama zu Valentina: „Was hat der Klassenvorstand heute gedacht über dich?" Daraufhin die Therapeutin zu Valentina: „Was glaubst du, denkt dein Papa gerade nun über dich?" Valentina beginnt zu lächeln: „Ja, ist ganz gut gegangen. In der Pause hat sie mich auch zur Seite genommen und das erste Mal seit langem ein Lob ausgesprochen. Das war so richtig toll für mich." Frage der Therapeutin an den Vater: „Was glauben Sie denkt die Mutter nun über Valentina?" Mentalisieren oder das Mutmaßen über den anderen, man kann es auch Gedankenlesen nennen, lockert festgefahrene Beziehung, bringt die Scham sozusagen in Fahrt, sodass sie ihre konstruktive Arbeit bei der Beziehungsregulation tun darf. Denn Valentina geht es eigentlich um eines: endlich zu klären, ob sie gewollt und anerkannt ist bei ihren Eltern, und solcherlei Gespräche können das dann ein bisschen besser möglich machen und kleine Schritte des Erfolges zustande bringen.

Wenig später spricht die Therapeutin alleine mit Valentina. Valentina plappert wie ein Wasserfall, was ihr alles passt und was ihr alles nicht passt. Sie ist richtig locker und zählt zig Aufträge auf, was den Eltern alles zu sagen ist. Die Therapeutin fasst sich nun auch ein Herz und sagt zu ihr: „Halten wir einmal inne. Was ist denn das hinter dem, wenn du sagst ‚Ich hab keine Ahnung, ich will nicht'?" Valentina: „Ja, natürlich, hier fühle ich Scham und Wut zugleich und mag dann eigentlich nicht reden." „Um welches Bedürfnis im Hintergrund geht es denn wirklich?" „Ja, einfach um das: Ich bin mir nicht sicher, ob ich gemocht werde von meinen Eltern. Das zu wissen ist mein größter Wunsch. Das brauche ich." Plötzlich wird es viel klarer. Valentina, die sich in der Dusche einsperrt und stundenlang duscht, die, die nichts redet, die, die manchmal tobt, hat zur Beantwortung dieser Frage eine ganze Reihe von beschämenden Verhaltensweisen an den Tag gelegt, mit dem einzigen Ziel, die Beziehung zwischen ihr und ihren Eltern irgendwie gelingend zu gestalten. Es ist nicht weiter schwer mitzubekommen, dass diese Art und Weise eher eskaliert und nicht weiterführt. Durch Mentalisierung und über das Erfragen des Wertes der problematischen Verhaltensweise eröffnet sich jedoch plötzlich eine ganze Reihe von neuen Möglichkeiten.

„Scham", so der berühmteste Hypnotherapeut im deutschsprachigen Raum, Gunther Schmidt, „ist eine Kompetenz" (Schmidt 2017, 2018). Es kommt nur darauf an, sie zu entdecken, sie zu nutzen, sie mit dem Klienten gemeinsam von Hinderlichem zu befreien, damit sie wirken kann. Was bedeutet dies für uns, die wir nicht immer im therapeutischen Kontext sind? Halten wir einfach manchmal inne, wenn es stockt, und fragen wir: Was ist das wertvolle Gute, das hinter dem Stocken steht? Was ist die Kompetenz?

5.4 Struktur und Systemic Mirroring: Werkzeuge zum Regulieren der Scham

Wir haben schon festgestellt: Scham ist bei der Gestaltung zwischenmenschlicher Beziehungen immer regulativ vorhanden. Sie taucht bei jeder Konfrontation verdeckt auf. Nicht immer bleibt Scham auf einem adäquaten, konstruktiv für die Beziehungsgestaltung konstruktiv nutzbaren Niveau. Beziehungen zwischen Jugendlichen und ihren Eltern oder ihren Bezugsbetreuern können leicht zwischen einem adäquaten und zu hohen Niveau hin und her pendeln. Zum Beispiel:

Lehrerin zu Martin: „Schön, dass du da bist." „Naja", antwortet Martin. „Magst du hier sitzen bleiben, um etwas zu machen?" „Ich weiß noch nicht so genau." „Na gut, dann überleg es dir." „Okay." „Du weißt aber schon, dass das dann schon zu machen ist?" „Kannst du mich bitte in Ruhe lassen, du blöde Kuh?".

Über nur einen Satz und ein Wort wird ganz offensichtlich der Übergang der subjektiven Scham von Martin von der konstruktiven zur destruktiven Ebene deutlich. Ein konstruktiver Dialog ist nicht mehr möglich. Er sucht sein Heil in weiterer Beschämung, in dem Fall durch eine abfällige Bemerkung. Das kann, wie wir in einer Vielzahl von Fällen wissen, munter so weiter gehen. Was können wir Eltern, Lehrer, Therapeuten und Betreuer nun tun, um die Scham wieder auf ein normales, konstruktiv nutzbares Niveau zu bringen, um der drohenden Abwärtsspirale wechselseitiger Abwertung entgegenzuwirken?

Die Schule von Martin reagiert in Absprache mit den Eltern mit dem Plan, dass es fixe Abläufe gibt, obwohl dies in dieser Schule nicht üblich ist. Offenes Lernen wird hier aus vielerlei Gründen bevorzugt. Für Martin aber wird ein klarer Plan, eine Struktur gemacht, wie der Schultag aussieht. In der Früh ankommen, in der Garderobe abgeholt und begleitet werden. Seinen Platz einnehmen, den Tag vorbereiten, mit dem Betreuer gemeinsam in den Unterricht gehen, immer den gleichen Platz einnehmen. Klare Regeln werden festgelegt, was gewollt und was nicht gewollt ist. Nicht gewollt ist zum Beispiel Stören und respektloses Verhalten. Dies wird ihm beharrlich immer wieder vermittelt. Der Trick dabei ist folgender: Es wird nicht angedroht, dass dieses oder jenes passiert, wenn er sich nicht so verhält, sondern die Formel lautet ganz im Sinne der Theorie der Neuen Autorität: „Wir schätzen dich sehr, Martin. Du hast einen guten Platz bei uns an der Schule. Was wir allerdings nicht wollen oder nicht akzeptieren können, ist, wenn du nicht mitmachst, respektlos bist und andere schlägst. Dagegen werden wir Widerstand leisten." In der Früh bekommt Martin einen Zettel, auf dem der Stundenplan aufgeschrieben ist. Nach jeder Unterrichtseinheit geht er zum Lehrer hin und bittet ihn um seine Unterschrift. Der gibt diese, wenn die

Stunde gut verlaufen ist, ansonsten nicht. Zu Mittag diskutiert Martin dies mit seinem Klassenvorstand oder dem Lehrer, der untertags zuständig war. Am Abend zu Hause wird dies auch mit seinen Eltern besprochen. Diese fragen nur: „Erzähl uns das Beste aus der Schule, und bitte berichte uns von deinem Zettel." Die Erfolge bleiben nicht aus. Martin ist um ein Vielfaches orientierter und zugänglicher, wird offener in Gesprächen.

Was wirkt hier? Die Struktur, das klare Vorgeben von Regeln durch die erwachsenen Bezugspersonen, zu Hause von den Eltern, in der Schule von den Lehrern. Haim Omer sagt zu Recht, wenn wir Erwachsenen nicht die Regeln vorgeben, geben die Kinder die Regeln vor, und er sagt zudem: „Wir müssen unsere Regeln nicht begründen. Wir gehen davon aus, dass sie zum Wohle der Kinder sind. Natürlich haben wir Reflexionszeiten, wo wir das alles überdenken, aber im tagtäglichen Ablauf geben wir das vor, weil dies unsere Pflicht ist" (Omer und Streit 2016).

Struktur ist also die eine Form, wie wir sich hoch aufschaukelnde Scham wieder auf ein normales, konstruktiv nutzbares Maß zurückbringen können. Die zweite ist eine Gesprächstechnik, die Uri Weinblatt (2016) entwickelt hat. Das sogenannte „Systemic Mirroring", etwas salopp können wir es auch als „Ich schlüpfe in deine Schuhe"-Spiel umschreiben. Dieses ist am besten zu dritt anwendbar. Anwesend sind immer mindestens drei, ein Elternteil, es können auch zwei sein, ein Jugendlicher, ein Mediator oder ein Therapeut. Diskussionen können schnell Feuer fangen, zum Beispiel: Der Vater sagt seinem Sohn, dass er sein Zimmer zusammenräumen soll, und dieser tut es nicht. Der Sohn dann: „Immer soll ich springen, wenn du da bist!

Du kannst mich mal! Ich mach das, wann ich will! Mein Raum ist meine Privatangelegenheit!" Vater zum Sohn: „In unserem Haus wirst du das tun, was wir von dir verlangen! Hast du verstanden?" Sohn zu Vater: „Du kannst mich mal!".

Wenn ein Gespräch so eskaliert, wendet Uri Weinblatt nun das Systemic Mirroring an, um das Beschämungsniveau auf ein richtiges Maß zu senken: Er fragt beispielsweise den Sohn, ob es erlaubt sei, dass er in seine Schuhe schlüpft. Wenn der Sohn die Zustimmung gibt, blickt er dann den Vater an, nicht den Sohn, und sagt zu diesem: „Ihr Sohn möchte Ihnen vielleicht sagen, dass es ihm gar nicht darum geht, sein Zimmer nicht zusammenzuräumen, aber die Art und Weise, wie es gesagt wird, versteht er nicht. Die möchte er nicht so." Daraufhin könnte der Vater weiter sagen: „Aber er räumt es ja nie zusammen." Dann kann der Therapeut oder der Mediator in die Schuhe des Vaters schlüpfen und sagen: „Darf ich aus Ihrer Sicht Ihrem Sohn etwas mitteilen?" Dann zum Sohn: „Dein Vater möchte dir wahrscheinlich nur sagen, dass er die ständigen Streitereien über das Zusammenräumen schon satt hat." Daraufhin der Sohn: „Ja, das wäre ja schön, weil manchmal räume ich mein Zimmer ja wirklich zusammen." Daraufhin der Vater: „Ja, da hat er recht."

Systemisches Spiegeln von Antworten ist nichts anderes, als sich die Erlaubnis zu holen für den jeweils anderen, einen Satz umzudeuten, zu „reframen", wie die systemische Therapie auch sagt. Ich kann Ihnen nur Mut machen, diese Technik systematisch und ernsthaft anzuwenden. Probieren Sie es. Sie öffnet die Türen zu konstruktiver Kommunikation und weist zugleich darauf hin, was in Situationen hoher Scham das Zauberwort oder der Zaubersatz ist. „Ja, du hast recht." Dort gilt es hinzukommen. Denn über das „Ja, du hast recht" sind dann weitere positive Anmerkungen möglich, und neue Formen guter Beziehungsgestaltung können durch die konstruktive Kraft jetzt wieder adäquater Scham inszeniert werden. Um hohe Scham zu regeln und um auch die dreifach negativen Effekte zu hoher Scham zu überwinden – nämlich Sprachlosigkeit, Verlust der Verbundenheit und Verlust der Empathie auf der Seite des Beobachters – ist es sinnvoll, ein weiteres Faktum, das im Ansatz der Neuen Autorität groß geschrieben wird, zu verwenden: die Öffentlichkeit. Aber wer erzählt so etwas Unangenehmes schon gerne anderen? Am liebsten würde man wegrennen und alles verstecken. Allerdings stellen viele wissenschaftliche Untersuchungen, aber auch praktische Erfahrungen klar: Verbergen, Zuschütten oder Wegrennen lösen nichts, sie bringen zwar möglicherweise erste Entspannung, um dem quälenden Gefühl der Scham zu entkommen, aber lösen das Problem der Begegnungsunfähigkeit, des inadäquaten Ausdrucks von Wünschen und Bedürfnissen nicht. Weglaufen führt darüber hinaus zunehmend in die Isolation. Wir bleiben allein mit unseren Problemen. Das verstärkt Abhängigkeiten und Ohnmachten von Eltern, tyrannisches Verhalten von Kindern, aber auch deren Gefühl der Aussichtslosigkeit.

5.5 Öffentlichkeit herstellen

„Die Öffentlichkeit ist der Feind des Symptoms", hat Haim Omer einmal gesagt. Wenn zum Beispiel öffentlich wird, dass ein Vater sein Kind missbraucht, wird er es wohl nie mehr tun, ungeachtet weiterer rechtlicher

Konsequenzen. Wenn Respektlosigkeit oder das Faktum, dass Teenager ihre Eltern schlagen oder bestehlen, öffentlich wird, dann verunmöglicht dies auf weitere Sicht oft das Durchführen dieser Verhaltensweisen. Wie wird nun Öffentlichkeit hergestellt? Öffentlichkeit wird hergestellt, indem wir Personen im Umkreis des beschämenden und bereits sprachlos gewordenen Kreislaufes um Hilfe bitten bei der Herausforderung, das Problem konstruktiv zu lösen. Hohe Scham entsteht nach Uri Weinblatt oft aufgrund der empfundenen Machtlosigkeit der Eltern, aber auch der Jugendlichen, ihrer Situation des An-den-Rand-gedrängt-Seins, der Hilflosigkeit, der Ohnmacht, nichts mehr ändern zu können, weil schon alles probiert wurde.

Gelingt es, darüber zu reden, und erfahren Eltern auch von Seiten ihres Umfeldes, dass sie wohlwollend unterstützt werden und dass ihre Anliegen – ebenso wie die des Jugendlichen – durchaus legitim sind, dann deeskaliert dies nach allen Erfahrungen schon merklich. Zum Zweiten hilft die Herstellung der Öffentlichkeit sehr gut, ein übergroßes Schamgefühl, das durch Bloßstellung entstanden ist, in gemeinsamer Aktion gut zu regeln. Wie schon vorher angedeutet, will man sich nicht der Peinlichkeit aussetzen. Es ist kaum zu ertragen, dass das Kind den Vater schlägt. Es ist auch für den Jugendlichen kaum zu ertragen, dass er seinen Elternteil geschlagen hat. Daher gibt es auch vor allem seitens der Eltern viele Hemmnisse, Öffentlichkeit herzustellen. Es entsteht wieder übergroße Scham daraus, dass man fremde Hilfe annehmen muss. Es kann noch mehr Scham daraus entstehen, dass dies alles nichts nutzt. Es kann noch mehr Scham daraus entstehen, dass die Familie stigmatisiert ist. Trotz allem: Der Weg, der zunächst einmal hilft, ist der, einmal an die Öffentlichkeit zu gehen. Dabei brauchen Eltern und wir Unterstützung, wie wir dies in geeigneter Form sagen können. Es braucht Fingerspitzengefühl, was wir wie sagen.

Klar ist aber auch: Bei Aggression, bei Verhalten, das massiv über die rote Linie geht, wie beispielsweise Drogensucht oder Rassismus, gibt es keine Privatheit mehr. Dort ist die Öffentlichkeit das Mittel der Wahl. Dann kann man in der einen oder anderen Form organisiert über Unterstützerkonferenzen, wo jeder seine Hilfe anbietet, die Öffentlichkeit einbinden, zum Beispiel in der Form, dass ein Onkel, ein Cousin, ein großer Bruder des Jugendlichen an den Jugendlichen herantritt und sagt: „Du, ich habe gehört, dass du gestern deine Schwester geschlagen hast. Ich möchte dir mitteilen, dass ich das nicht Ordnung finde. Zugleich möchte ich aber mitteilen, dass ich dich sehr schätze und für einen guten Jungen halte." Diese Dreiteilung sollte unbedingt immer beibehalten werden. Mitteilen, Bewerten, etwas Schamreduzierendes sagen, damit die Scham wieder konstruktiv genutzt werden kann.

Genauso kann vorgegangen werden, wenn man etwas Gutes von dem Kind oder Jugendlichen erfährt. 1. Mitteilung: „Du, ich habe gestern mitbekommen, dass du dich bei der Familienfeier außerordentlich gut unterhalten hast." 2. Bewertung: „Ich möchte dir gerne sagen, dass ich das außerordentlich gut finde." 3. Schamreduzierendes Wirken: „Ich hoffe, du erlaubst mir, dir das zu sagen, es ist mir ein wirkliches Anliegen." Probieren Sie es aus.

Öffentlichkeit; der magische Satz: „Ja, du hast recht"; Zugeben; die Dreiteilung: Sachverhalt schildern, Bewertung abgeben, etwas Schamregulierendes sagen; zusammen mit Humor; den Mitteilen der Beziehung und der Fähigkeit zu deeskalieren – unter diesen Voraussetzungen kann es plötzlich zu wunderbaren Gesprächen kommen, die neue Qualitäten der Beziehung zulassen.

Zudem ist die Herstellung der Öffentlichkeit auch noch sehr gut dazu geeignet, Selbstwert und Wertschätzung im Familiensystem zu heben, d. h., die Öffentlichkeit darf nicht zu etwas verkommen, wo der andere niedergemacht und abgewertet wird. Ebenso wie das Kind die unteilbare Botschaft, dass es geachtet und respektiert wird, braucht, brauchen dies auch die Eltern. Wenn es einmal hoch hergegangen ist, braucht es auch Reparaturen, Wiedergutmachungen und Versöhnungsgesten. Das sind einseitige Maßnahmen, Versöhnungsgesten und Wertschätzungsbekundungen, damit Beziehungsregulation wieder gut gelingt. Wiedergutmachungen initiiert üblicherweise das Kind, Versöhnungsgesten gehen oft zuerst von dem im System Stärkeren aus, nicht von den Kindern. Sie sind einseitig zu setzen, sonst verharrt man im Dilemma „Ich bewege mich erst dann, wenn der andere einen Schritt gesetzt hat." Dann kommt wechselseitig nur Stillstand heraus.

Die wichtigste Methode, um hier Selbstwert und Wertschätzung im System auszusprechen und so Zustände hoher Scham wieder auf ein normales Niveau zu regulieren, ist die Vergabe von Stolzbotschaften. Stolzbotschaften unterlaufen die Sprachlosigkeit bzw. Wut hoher Scham und haben eine Wirkung – wie zum Beispiel bei Valentina, die sehr oft in einem Zustand hoch eskalierter Sprachlosigkeit mit ihren Eltern ist. Seit ihre Eltern begonnen haben,

Augenblicke zu vermerken, in denen sie auf Valentina stolz sein können, etwa auf die Art und Weise, wie sie im Garten etwas gemacht hat oder wie sie eine Schulvorbereitung gemacht hat, ändert sich wieder Valentinas Verhalten. Dies gelingt auch dadurch, dass man sich systematisch vornimmt, Botschaften der Außergewöhnlichkeit an den jeweils anderen zu schicken. Sie laufen dem Entwertungskreislauf zu hoher Scham zuwider und ermöglichen es, Scham auf ein Niveau zu bringen, wo sie dann konstruktiv für Beziehungen genutzt werden kann.

Wenn es darum geht, die Balance herzustellen, Zustände hoher Scham auf Zustände adäquater Scham zu bringen, in denen konstruktiv weiterentwickelt werden kann, wird immer eines klar: Es geht um Vorrang für die Beziehung. „Gib nie die Verbindung auf", sagt der amerikanische Entwicklungspsychologe Richard Lerner (2007), und zum Zweiten: „Verliere nie die Leidenschaften und Stärken deines Kindes aus den Augen. Fördere diese, anstatt sie zu bekämpfen, und übergib ihm das nötige Maß an Verantwortung." Das stärkt die Kraft der Scham. In Kap. 6 wollen wir uns damit beschäftigen, welche Möglichkeiten wir haben, wenn nichts mehr geht, wenn bereits Sprachlosigkeit ausgeprägt ist – wie wir dann Scham regulieren und nützen können.

5.6 Zusammenfassung

In Kap. 5 haben wir konkrete Möglichkeiten und Anwendungen kennengelernt, die beziehungsregelnde Kraft der Scham konstruktiv zu nützen. Dabei geht es immer wieder darum, die richtige Balance zwischen zu hoher und zu niedriger Scham zu finden. Eine entscheidende, wichtige Funktion, um Scham konstruktiv zu nutzen, ist der Aufbau von Resonanz. Dies gelingt vor allem dadurch, sich Begegnung vorzunehmen, sich den anderen in seinem So Sein zu vergegenwärtigen und so zu akzeptieren, durch achtsames Zuhören und durch auch achtsam gegenüber den eigenen Gefühlsregungen zu sein.

Eine zweite wichtige Herangehensweise ist die Fähigkeit, in Situationen, die herausfordernd und beschämend sind, zu deeskalieren. In diesem Zusammenhang haben wir die Möglichkeit des aktiv konstruktiven Kommunizierens miteinander kennengelernt, das auf einzigartige Weise Respekt vor den Haltungen anderer zum Ausdruck bringt.

Das dritte Bündel von Herangehensweisen umfasst Humor. Wenn Humor im Spiel ist, lässt sich Vieles viel besser sagen und regulieren. Hier können dann auch Provokationen – in der Form: zu hinterfragen, was eigentlich das Problem ist, mögliches Fantasieren von verrückten Lösungen und Möglichkeiten von schwarzen Metaphern – sehr helfen.

Das vierte Bündel von Möglichkeiten umfasst Ideen, wie Struktur gut vermittelt werden kann, und führt in die Technik des „Systemic Mirroring" nach Uri Weinblatt ein. Dabei geht es darum, jeweils in die Schuhe des anderen zu schlüpfen und möglicherweise überbeschämende Botschaften so zu übersetzen, dass die positive kommunikations- und beziehungsfördernde Absicht verstanden werden können. Dazu haben wir auch die Technik des Mentalizing kennengelernt, das Sich-Hineinversetzen in die Schuhe des anderen.

Das letzte Bündel von Maßnahmen kommt aus dem Ansatz der Neuen Autorität und behandelt Beziehungsregulation durch konstruktives Nutzen der Scham über Herstellen von Öffentlichkeit. Dabei haben wir zwei Formen von Botschaften kennengelernt: die Widerstandsbotschaft und die Stolzbotschaft.

Im folgenden Kapitel dringen wir nun weiter tiefer in die Materie ein: Was ist zu tun, wenn Scham in Schamlosigkeit umschlägt? Kann man da überhaupt etwas tun?

6

Schamlosigkeit – wenn die Scham „offline" ist

Oliver ist außer sich. Wortlos nimmt er die chinesische Vase seiner Mutter und schleudert sie ins Eck. „Kaputt ist sie. Da hast du es, hat er gesagt. Nicht einmal geschämt hat er sich für das. Kein Zeichen von Reue. Meine schöne teure Vase, die mir so ans Herz gewachsen ist. Selbst schuld bin ich daran, nicht er. Dies alles nur deswegen, weil sein Lieblingskäse nicht im Kühlschrank war", beklagt sich die Mutter.

„Fick dich", schreit Martin seinen Vater an, der alles tut, damit er jetzt endlich aus dem Auto aussteigt. Er steht wortlos auf und tritt auch noch gegen die Autotür, sodass unübersehbar eine kleine Delle bleibt. „Ich mach's wieder", sagt er noch.

Franz, der Erstgeborene, der sich immer zurückgesetzt fühlt, erwischt seinen kleinen Bruder im Flur und gibt ihm einen Kinnhaken, sodass dieser wimmernd am Boden

© Springer-Verlag GmbH Deutschland, ein Teil von Springer Nature 2019
P. Streit, *Coolness, Scham und Wut bei Jugendlichen*,
https://doi.org/10.1007/978-3-662-56681-7_6

liegen bleibt. „Er verdient es, diese Kröte", sagt er zu seinen sprachlosen Eltern.

Daniel macht die Geldtasche seiner Mutter auf, nimmt ungerührt, trotz mehrmaliger Verbote, 100 EUR heraus und kauft sich teures Computerzubehör. „Du hast genug Geld. Das gehört einfach mir. Verstehst du, Alte!?".

Gegen Ende des 5. Kapitels haben wir Maßnahmen kennen gelernt, wie wir eingreifen können, wenn die Scham in Beziehungen und bei Jugendlichen wie auch bei Eltern so hoch ist, dass sie ihre konstruktive Funktion nicht mehr ausüben kann. Die Mittel der Wahl, um die Scham wieder auf ein konstruktives Niveau zu bringen, seien hier neben der beschriebenen Widerstandsbotschaft noch einmal kurz zusammengefasst:

- Aufhören zu nörgeln
- Positive Botschaften überbringen
- Eigenen Anteil eingestehen, entschuldigen
- Stolzbotschaften überbringen, Botschaften der Bedeutung überbringen, „Es wird alles gut", Hoffnungsbotschaften überbringen, Zugehörigkeitsbotschaften überbringen

Was aber nun tun, wenn scheinbar keine Scham mehr da ist – also der Zustand der Schamlosigkeit vorherrscht? Was verstehen wir nun unter Schamlosigkeit? Einen Zustand, in der sowohl der Jugendliche als auch seine Bezugspersonen die Scham nicht mehr wahrnehmen – so weit, dass man sie nicht mehr zu verspüren vermag. Alles ist egal. Alles ist berechtigt, z. B. auch, wenn dem Vater die Hand ausrutscht, er seinen Sohn verprügelt und dann sagt: „Das hat er verdient. So hätte ich das immer schon machen sollen." Oder der Sohn, wie bereits beschrieben, seinen Vater zusammenschlägt und dies als wichtige beziehungsregulierende Maßnahme darstellt.

Schamlosigkeit bedeutet aber nicht, dass die Scham weg ist. Sie ist nur „offline" – dies aus gutem Grund. Wenn ich schamlos werde, dann ist das unangenehme Gefühl der Scham nicht mehr spürbar, scheinbar weg. Schamlosigkeit zeichnet sich als Weg und Versuch aus, das durch erlebte Entwertung und Kränkung gequälte Selbst wieder ins Lot zu bringen. Schamlosigkeit reguliert Beziehung so, dass man sich außerhalb jeder Konvention stellt und damit ein spezielles Ausmaß an Bedeutung wiederhergestellt werden kann. Nehmen wir doch wieder Valentina, die ungeniert für Stunden duscht. Alle laufen zusammen und sagen: „So kann es nicht weitergehen." „Ich muss das tun", sagt Valentina lächelnd. Schamlosigkeit ist der Zustand, in dem keine Kooperation und keine Kommunikation mehr möglich erscheint. Dies bedeutet: Im Zustand der Schamlosigkeit stirbt das Gespräch – man redet nur mehr das Nötigste, Belangloseste miteinander. Jugendliche verweigern in solchen Zuständen die Aufnahme einer Therapie, und wenn sie schon hingehen, dann sehen sie darin eigentlich überhaupt keinen Sinn und tun dies auch lauthals kund.

Was also tun, wenn die Scham scheinbar weg ist? In seinem Buch *Die Nähe ist ganz nah* zeigt der israelische Psychologe Uri Weinblatt (2016) hervorragend einen Weg auf, wie die „offline" befindliche Scham wieder als konstruktive Kraft der Beziehungsregulation eingebracht werden kann. Die beiden Interventionsstrategien, die er hierbei vorschlägt, sind die Systemische Exposition und das Schambezogene Sit-In. Beide Interventionstypen kommen aus dem Modell der Neuen Autorität von Haim Omer, auch *Non-Violent Resistance Psychology* genannt, das gegen Ende von Kap. 4 kurz umrissen wurde. Beide Interventionen arbeiten paradox. Was bedeutet dies? Sie versuchen, die konstruktive Kraft der Scham wieder nutzbar zu machen, indem sie in geeignetem Rahmen beschämen: Einmal in der Form, in der sie Öffentlichkeit herstellen und die Grenzen der Privatheit neu verhandeln, und in der anderen Form als eine unmittelbare, eine direkte Widerstandsaktion gegen unangebrachtes, schamloses Verhalten.

6.1 Systemische Exposition – systematische Herstellung von Öffentlichkeit

Wie unsere Beispiele am Anfang schon gezeigt haben, erfüllt Schamlosigkeit eine Versteckenfunktion. Wer versteckt sich nun? Einmal die Kinder und Jugendlichen aufgrund ihrer subjektiv erlebten Misserfolge, geglaubter Ausgrenzung, gefühlter Nicht-Zugehörigkeit usw. Parallel dazu verstecken sich die Eltern vor dem kränkenden Gefühl, in der Erziehung versagt zu haben, so ein Kind zu haben, vor ihrer eigenen Hilflosigkeit und Machtlosigkeit. „Mir ist schon alles egal", rutscht es einmal Olivers Vater aus, „Hauptsache, er kommt weg, irgendwo anders hin. Ich ertrage das nicht mehr. Und mir macht es auch gar nichts aus." Nur löst derlei Art von Schamlosigkeit keinerlei Problem, trägt nichts zum Besseren bei, reguliert zwar Beziehungen, aber im negativen Sinn. Warum? Problematisches Verhalten, untragbares Verhalten kann im Verborgenen – noch dazu losgelöst von jeglicher moralischer Verantwortung und Scham – weiterblühen. Weiters steigert gelebte Schamlosigkeit eigenartigerweise die Empfindsamkeit für Scham, aber nicht für konstruktives Regulationspotential. Sarah sagt zum Beispiel, es sei ihr egal, ob sie in die Schule gehe. Dann geht sie doch, und bei einer kleinen Übung versteht sie nichts. Die Scham nimmt ein solch übergroßes Ausmaß an, dass Sarah sich nur noch mehr einsperrt. Schamlosigkeit hilft auch nicht dem inneren Publikum, dem inneren Kritiker, zu entkommen. Die harsche innere Stimme bleibt: „Ich kann nichts", „Ich bin nichts", „Wo gehöre ich hin?" – etwa bei Martin – und kann durch einige noch schamlosere Aktionen vielleicht kurz überdeckt werden. Weggehen tut sie davon nicht.

Um Schamlosigkeit überwinden zu können und um wieder ein Niveau der Scham herzustellen, das konstruktiv und beziehungsregulierend wirkt, wird das systematische Einbeziehen anderer Menschen benötigt. Dies können bei „schamlosen Jugendlichen" z. B. Familienangehörige, Freunde, Trainer im Fußballverein oder Lehrer sein. Die Eltern „schamloser" Jugendlicher fassen sich dann ein Herz, informieren andere und bitten diese um Hilfe – in der Form, dass diese dann auch mit den Jugendlichen in Kontakt treten und ihnen Botschaften überbringen.

Dies ist nun zwar einfach gesagt, aber gar nicht einfach getan. „Ich habe mir ganz schwer damit getan, um Hilfe zu bitten", sagt Sarahs Vater. „Am liebsten hätte ich sie allein in Therapie geschickt, damit sie da ihre Flausen loswird. Aber schnell habe ich bemerkt, dass das so wohl nicht gehen kann." „Außerdem haben wir Angst gehabt", assistiert die Mutter von Sarah, „dass das Mädchen, wenn sie irgendwohin in Therapie geht, stigmatisiert wird." In das gleiche Horn stoßen Julias Eltern: „Es war furchtbar, wie wir uns dazu durchgerungen haben, die Kinder- und Jugendpsychiatrie zu Hilfe zu rufen. Hier ist nämlich auch noch dazugekommen, dass wir große Angst hatten, in der Erziehung versagt zu haben, sodass unser Kind nun dorthin kommt."

Hier wird, um wieder darauf zurückzukommen, die Scham der betroffenen Eltern so groß, dass konstruktive, beziehungsregulierende und -fördernde Schritte – etwa das Herbeiholen von Hilfe, das Aufsuchen einer Institution oder das Aufsuchen eines Therapeuten – fast unmöglich sind. Hier haben meiner Meinung nach Therapeuten, Fachleute und Berater auch eine wichtige Funktion. Belehrungen und Aufforderungen wie „Sie sollten das tun" nützen nichts. Es geht um Begegnen, Verstehen und Einfühlen. Ansonsten werden Klient und Therapeut schnell wieder sprachlos, und man fühlt sich isoliert.

6.2 Botschaften der Systemischen Exposition

Welche Botschaften sollen nun im Rahmen der Systemischen Exposition „schamlosen" Kindern und Jugendlichen geschickt werden? Die erste Gruppe von Botschaften betrifft schädigendes Verhalten, Anwendung von Gewalt, Selbstverletzung, Delinquenz und so weiter. Die zweite

Gruppe von Botschaften betrifft Erfahrungen, die gerne übersehen werden, nämlich positive Verhaltensweisen des Kindes, Jugendlichen, kleine Erfolge, Freundlichkeiten, respektvolle Verhaltensweisen. Die Botschaften können kurz und knapp sein, können dem Jugendlichen direkt geschickt werden, aber auch über SMS, Telefon, E-Mail und Briefe. Am besten ist sicher die direkte Übermittlung dieser Botschaften. Allerdings sollte man sich nicht davon abhalten lassen, sie auch auf anderen Wegen zu verschicken, da es sehr häufig der Fall ist, dass der Jugendliche den direkten Kontakt vermeidet.

Eine solche Botschaft könnte in etwa folgende Form haben, z. B. bei einem Jugendlichen, der seine Mutter geschlagen hat:

- Wissen – „Ich weiß, dass du deine Mutter gestern Abend geschlagen hast."
- Beurteilen – „Ich denke, dass das falsch ist, sie zu schlagen."
- Entschämen – „Du und deine Familie liegen mir (uns) am Herzen. Ich denke immer noch, dass du ein guter Mensch bist. Lass mich wissen, wenn ich (wir) dir helfen kann (können)."

Die folgende Form der Botschaft hat eine Therapeutin von uns bei der 16-jährigen Jasmin angewandt, die im Supermarkt beim Stehlen entwischt wurde. Die Therapeutin an Jasmin: „Ich habe gehört, dass du gestern etwas gestohlen hast. Ich glaube, dass das nicht in Ordnung ist. Ich will dir nur sagen, dass du und deine ganze Familie mir sehr wichtig sind. Bitte lass mich wissen, wie ich dich weiter unterstützen kann."

Zahlreiche Beispiele am Institut für Kind, Jugend und Familie, aber auch wissenschaftliche Untersuchungen zeigen, dass diese Form der Botschaften sehr effektiv ist. Warum? Dem Kind, Jugendlichen wird in klarer und eindeutiger Weise mitgeteilt, dass ein Ereignis nicht in Ordnung ist, dies aber zugleich keine globale Schlussfolgerung auf die Gesamtperson beinhaltet. Das Interessante an dieser Invention ist auch, dass sie an sich schamsteigernd wirkt, indem sie ein unangemessenes Verhalten öffentlich macht. Dies führt aber dazu, dass Scham ihre beziehungsregulierende Funktion zurückerhält. Besonders wichtig scheint nach vielen Erfahrungen auch zu sein, dass diese Art von Botschaft, gegeben durch andere Menschen, sich offen, klar und authentisch in das Leben der Jugendlichen einbringt. Bei Oliver etwa, nachdem sein Betreuer Rick ihm eine solche Botschaft in Hinblick auf seine Gewalttätigkeit zu Hause mitgeteilt hat: „Uff, zuerst hab ich mich schon geärgert, aber dann war ich von der Direktheit und Klarheit der Botschaft überrascht. Das heißt wohl ganz offensichtlich, dass ich Einigen etwas wert bin."

Auf keinen Fall vergessen werden dürfen zur gleichen Zeit positive Botschaften an den Jugendlichen, die ebenfalls im Rahmen der Systemischen Exposition übermittelt werden dürfen – wieder durch Angehörige, Bekannte oder Freunde, ebenfalls wieder über SMS oder E-Mail. Eine solche Botschaft an den Jugendlichen, der seine Schwester geschlagen hatte, könnte sein:

- Wissen – „Ich weiß, dass du mit deiner Schwester gestern eine gute Zeit verbracht hast und nett zu ihr warst."

- Beurteilen – „Ich schätze wirklich, was du getan hast."
- Entschämen – „Ich hoffe, es ist in Ordnung, dass ich dir hier schreibe (dir das sage). Ich war nur glücklich und zufrieden, als ich davon gehört habe."

Diese Botschaften bringen die Scham wieder in den Bereich zurück, wo sie gut zur Regulation zwischenmenschlicher Beziehungen geeignet ist. Oliver: „Ich weiß zwar nicht genau, warum, aber danach fiel es mir schon um einiges leichter, mit meinen Eltern wieder konstruktiv zu sprechen."

6.3 Das schambezogenen Sit-In

„Eines Tages sind wir einfach in sein Zimmer gegangen und haben uns dort hingesetzt, um nichts zu sagen – nur eines: Wir werden gegen deine Gewalttätigkeit Widerstand leisten und warten auf deine Vorschläge. Dann haben wir nichts mehr gesagt. Er hat alles probiert, um uns zu reizen und um uns hier rauszubringen. Aber je länger das Ganze gedauert hat, desto sicherer und stabiler sind wir geworden, und – ganz verwunderlich – in den folgenden Tagen hat sich unsere Kommunikation deutlich verbessert."

Wenn Schamlosigkeit so stark ist, dass Scham nicht mehr bemerkt wird, dann muss sie offengelegt werden. Wann könnte das der Fall sein? Zum Beispiel, wenn man beim Stehlen erwischt wird und sich nichts daraus macht, wenn man die Eltern so laut anschreit, dass die Nachbarn anfangen, an die Wände zu klopfen, wenn man gewalttätig wird – verbal oder physisch – und keine Reue zeigt, wenn man zu Hause Sachen zerstört, wenn man nicht in die Schule geht und sich nichts daraus macht, wenn man provokative und anmaßende Verhaltensweisen zeigt oder mit dem Drogen-Abusus auch noch prahlt. Diese Verhaltensweisen sind eindeutig Ausdruck von Schamlosigkeit beim Jugendlichen, und auf der anderen Seite lösen sie bei den Eltern oft übergroße Hilflosigkeit und auch so massive Beschämung aus, dass ein konstruktiver Dialog nicht mehr möglich ist. Für solche Situationen wurde von Uri Weinblatt (2016) das Modell des schambezogenen Sit-Ins entworfen. Das Sit-In oder der Sitzstreik ist eine Widerstandsform, die zum Repertoire des politischen gewaltlosen Widerstands gehört, etwa bei Mahatma Gandhi oder bei Martin Luther King. Das Charakteristische an dieser Intervention ist, dass sie von den Eltern (Bezugspersonen) ohne Einverständnis des Jugendlichen angewandt werden kann und dass sie nicht auf die Kooperation des Jugendlichen angewiesen ist.

Der formale Ablauf des Sit-Ins geht so: Die Eltern betreten das Zimmer des Jugendlichen und setzen sich so hin, dass dieser nicht so einfach hinausgehen kann. Für die Dauer des Sit-Ins sind 45 min anberaumt. Zu Beginn des Sit-Ins sagen die Eltern Folgendes: „Mein lieber Sohn/meine liebe Tochter, wir kommen hier nun in dein Zimmer, um dir mitzuteilen, dass dein gewalttätiges [bzw. ein anderes ‚schamloses'] Verhalten uns große Sorgen macht. Wir möchten dir gerne mitteilen: Wir lieben dich sehr und werden immer für dich da sein. Jetzt setzen wir uns aber hier her und möchten dir gerne mitteilen, dass dieses Verhalten uns nicht gefällt, und warten auf

deine Vorschläge." Üblicherweise werden die Eltern dann
gebeten, während der kommenden 45 min des Sitzstreikes
kein Wort zu reden, sondern sich still zu verhalten und
ihre Gestik und Mimik auch möglichst neutral zu halten.
Die Haltung der Eltern soll aber so sein, dass sie grundsätzliches Wohlwollen, gepaart mit Entschiedenheit lautlos
vermittelt.

Ein Sitzstreik ist eine energieaufwändige Angelegenheit. Er verlangt von den Eltern einiges an Selbstkontrolle
und Selbstdisziplin, denn die Jugendlichen können möglicherweise eine Vielzahl an Dingen versuchen, um die
Eltern aus der Ruhe und der inneren Balance zu bringen,
etwa Aufforderungen, sofort das Zimmer zu verlassen.
Dann sollten die Eltern wortlos im Zimmer sitzen bleiben.
Es besteht auch die Möglichkeit, dass der Jugendliche auf-
steht und hinausgeht. Wenn er dann vor seinem Zimmer
auf eine dritte Person, einen Angehörigen, trifft, der in
fragt, was hier los ist, geht er gar nicht überraschenderweise meist in das Zimmer zurück. Ansonsten kann diese
Person auch ruhig dem Jugendlichen folgen, bis die Zeit
vorbei ist. Manchmal versuchen Jugendliche sich auch
abzulenken und etwas anderes zu tun, z. B. mit dem Computer spielen usw. Üblicherweise sollten die Eltern sich
dann nicht beirren lassen und die Zeit im Zimmer bleiben. Auch wenn es verbale Angriffe gibt, sollten die Eltern
stumm bleiben und kein Wort darüber verlieren. Nach
etwa 45 min (mal kürzer, mal länger) beenden die Eltern
den Sitzstreik, wenn Vorschläge gekommen sind mit dem
Satz: „Wir werden deine Vorschläge prüfen, und du wirst
von uns hören." Wenn keine Vorschläge kommen, sagen
die Eltern: „Der Sitzstreik ist jetzt vorbei. Du wirst von

uns hören." Wichtig ist, einen solchen Sitzstreik sehr gut vorzubereiten, am besten mit Hilfe eines erfahrenen Beraters oder Therapeuten.

Nach allen Erfahrungen ist die Wirkung eines Sitzstreikes frappierend. Kaum ein Jugendlicher geht hinaus, und zumeist beginnt bald danach eine Phase vorsichtigen positiven konstruktiven Gesprächs miteinander, das immer reichhaltiger werden kann. Hier ist es dann auch ganz wichtig, positive Botschaften, wie schon beschrieben, zu vermitteln.

Was ist das Wirkungsvolle am Sitzstreik? Es ist die Eindeutigkeit der Botschaft und das Faktum, dass der Sitzstreik deutlich die Scham des Jugendlichen erhöht, da ja unerlaubterweise in sein Territorium eingedrungen wird. Dies erlaubt es aber – so die Erfahrungen –, die Schamlosigkeit zu durchbrechen, denn: „Ich bin denen so wichtig, dass sie sich die Zeit nehmen – auch wenn ich es für ungeheuerlich empfinde, dass sie 45 min in meinem Zimmer sitzen und nichts anderes machen – auf kein Handy schauen, sich durch nichts ablenken lassen. Außerdem macht mich das neugierig. Was wollen die eigentlich?" So auch Oliver nach dem Sitzstreik. Sprache und Stimme kommen zurück, und 45 min gemeinsam in einem Raum in aller Ernsthaftigkeit schaffen auch ein Unglaubliches an Verbindung. Und so kann Scham wieder beziehungsregulierend wirken. Der Sitzstreik ist oft der Anfang, um eine neue Beziehungsbasis zu schaffen und dann zum konstruktiven Lösen des Problems überzugehen. Auch die Eltern berichten, dass ein solcher Sitzstreik sie unglaublich bestärkt. Sarahs Mutter: „Ich bin einfach drinnen geblieben bei ihr. Sie hat nichts mit mir geredet und ich nicht mit ihr. Aber ich bin immer stärker geworden. Ich glaube, das war der Anfang einer neuen Beziehungsqualität mit Sarah. "

6.4 Zusammenfassung

Manchmal ist die Scham so hoch, dass sie in Schamlosigkeit übergeht. Dies ist ein Versuch des/der Jugendlichen, aber auch oft der Eltern, die Scham wegzuschieben, um sie nicht mehr zu spüren. Schamlosigkeit bedeutet nicht die tatsächliche Abwesenheit von Scham. Die Interventionen, die die Schamlosigkeit wieder auf ein normales interaktionsförderndes Maß von Scham zurückführen, sind die Systemische Exposition und das schambezogene Sit-In. Bei der Systemischen Exposition werden systematisch Personen aus dem Umfeld des Kindes mit einbezogen, um dem Kind sowohl zu negativen als auch zu positiven Verhaltensweisen Botschaften in der Form „Ich habe gehört – ich bewerte das so – du bist mir was wert" zu übermitteln. Das Sit-In ist eine machtvolle einseitige Aktion, die Eltern ohne Einwilligung und ohne Kooperation des Jugendlichen anwenden können. Die Effekte beider Intervention sind frappierend. Sie fördern und bringen wieder ein konstruktives Gesprächsklima. Die Kraft der Scham kann wieder aufblühen. Probieren Sie es aus!

7

Brennpunkt Schule – wie Scham hier zu gelingenden Beziehungen verhelfen kann

Deutschlehrer zu Martin: „Martin, schlag bitte dein Buch auf und bearbeite die Aufgabe 1 und 2." Martin zum Lehrer: „Ich hab' kein Buch mit. Ich hab's vergessen. Ich mach' sowieso, was ich will." Englischlehrerin zu Martin: „Martin, schlag bitte dein Buch auf und notiere die Vokabeln 1–10 in deinem Vokabelheft." Martin: „Ja, mach ich" Zwei Lehrer, zwei fast gleich lautende Sätze, zwei höchst unterschiedliche Reaktionen, im Weiteren dann auch von den Lehrern: „Martin, kannst du bitte mit deinem Schatten [gemeint ist sein Spezialbetreuer] rausgehen?", so der Deutschlehrer. Oder „Sehr gut. Martin, brauchst du noch eine kleine Hilfe?" „Nein, danke." An was liegt das? Einmal gelingt es, Martin etwas beizubringen, einmal ist es fürchterlich mühsam und holprig. Dazu müssen wir wissen: Martin ist in der Schule immer

© Springer-Verlag GmbH Deutschland, ein Teil von Springer Nature 2019
P. Streit, *Coolness, Scham und Wut bei Jugendlichen*,
https://doi.org/10.1007/978-3-662-56681-7_7

etwas herausgefordert. Aber: Einmal macht er mit und einmal nicht. Woran liegt das? An der unterschiedlichen Beziehungsqualität, die zum Ausdruck kommt.

Halten wir zunächst in Bezug auf Scham und Schule Folgendes fest: Scham ist in Schulen allgegenwärtig, da drei grundlegende schambezogene Prozesse ständig gegeben sind:

- Beurteilen: die Benotung von Schülern – egal ob verbal oder mit einer Notenskala; umgekehrt auch die Bewertung von Lehrern nach ihrer Effizienz
- Effizienz: die Überprüfung der eigenen Fähigkeiten und Fertigkeiten als Schüler und Lehrer im Vergleich zu dem, was andere machen
- Zugehörigkeit: Bin ich Teil der Gruppe? Werde ich von meinen Klassenkameraden wertgeschätzt? Werde ich als Lehrerin und Lehrer im Lehrkörper wahrgenommen und wertgeschätzt (von Direktor, Fachkräften usw.)?

Wie auch überall anders, wo Menschen zusammenarbeiten, ist Scham einfach da. Daher können wir ohne weiteres nochmals sagen: Genauso wenig wie es eine angstfreie Schule gibt, genauso wenig kann es eine schamfreie Schule geben.

Um es noch einmal kurz zu wiederholen: Angst als Basisemotion ist Initiator für unser Handeln, sie macht uns wach und aufmerksam. Wenn wir Angst in der Aufwärtsspirale nutzen (vgl. *Ich will nicht in die Schule*, Streit 2016), dann beflügelt sie, sodass die Energie in die richtige Richtung eingesetzt werden kann. Scham ist die Basisemotion, die Beziehungen reguliert, wie wir schon einige Male festgestellt haben. Wir brauchen genau wie bei der Angst das richtige Maß an Scham, damit diese Beziehungen gelingend und konstruktiv geregelt werden können. Damit die Prozesse des Miteinanders, des Vergleichens, des Erfüllens von Erwartungen zu einem kooperativen Ganzen werden können. Scham, so meine These, reguliert somit auch in der Schule Beziehungen.

Und es wird immer deutlicher und immer klarer: Effektive Schule, die gute Erfolge erzielt, in denen Kinder gute Leistungen erbringen können, braucht vor allem gute Beziehungen! Dies sagen nicht nur renommierte Gehirnforscher wie Joachim Bauer (2015) und Gerald Hüther (2015), sondern auch der Begründer der Positiven Psychologie, Martin Seligman. Das Entscheidende an der Schule ist der engagierte Lehrer. Und Seligman führt in seinem Buch *Flourish* (2012) genau aus, was er unter einem „engagierten Lehrer" versteht: einen, der in der Lage ist, lang andauernde, gute Beziehungen herzustellen, Leidenschaften zu entdecken und zu fördern ebenso wie Stärken. Gerald Hüther (2015) bringt es auf den Punkt: Es geht darum, den Schüler in der Schule als Subjekt der Begegnung zu begreifen, nicht als Objekt, dem Wissen vermittelt wird bzw. dem man, falls nötig, auch Erziehung angedeihen lässt.

Nichts gegen Wissensvermittlung – aber damit sie gut funktionieren kann, braucht es Begegnung. Erst in einem Klima der wechselseitigen Akzeptanz kann Inspiration greifen, entsteht Begeisterung, die letztendlich zum großen Erfolg führt. Nichts von all dem spricht gegen klare Strukturen und klare Regeln, wie sie auch die Neue Autorität für Schulen vorsieht. Aber ohne diese Begegnung geht es nicht. Ein eigenes Beispiel von mir selbst: In der 2. Klasse des Gymnasiums (das entspricht in Deutschland der 6. Klasse) war ich, wie bereits im Schuljahr zuvor, ein außerordentlich schlechter Deutschschüler. Meine Arbeiten strotzten zwar vor Kreativität, aber ebenso vor Rechtschreibfehlern. Jede Schularbeit wurde mit „Nicht genügend" benotet. Ich war schier entmutigt. Doch da gab es meinen Klassenvorstand, Frau Professor Reinhilde R. Sie verstand es, mir zu begegnen. Ich war nicht nur der Legastheniker, der es zu nichts bringen würde, sondern bald das Grammatikgenie und derjenige, der alle Literaturstellen, die notwendig waren, gut konnte, weil sie mir eines vermittelte: „Du bist wichtig, du bist bedeutsam. Gehen wir es an!".

Die Frage ist nun: Wie kann Scham in der Schule konkret helfen, gelingende Beziehungen zu gestalten? Eines ist klar, wie in anderen Beziehungen auch: Es braucht ein adäquates Niveau der Scham, eines das anspornt. Aber es braucht auch den Vergleich, den Widerspruch.

Nur allzu schnell kann auch im Schulalltag die Situation von adäquater Scham zu hoher, unkonstruktiver Scham kippen, wie folgendes Beispiel zeigt: Sebastian ist mit Rick endlich wieder einmal in die Schule gefahren und setzt sich gleich, wenn auch mit mulmigem Gefühl, in die Klasse. Zu sich selbst sagt Sebastian: „Wer weiß, was die anderen von mir denken? Vom Stoff hab' ich auch keine Ahnung. Ich würde gern ein bisschen außerhalb, in einem eigenen Raum sitzen, damit ich mich ein bisschen gewöhnen kann." Das sagt er dann auch. „Geht nicht,", antwortet der Klassenvorstand, „auch du musst dich an die Regeln halten. Schön, dass du da bist, aber Unterricht kann nur in der Klasse sein. Keine Ausnahmen auch für dich. Du schaffst das schon." „Ihr könnt mich mal.", sagt Sebastian, rennt weg, sperrt sich zunächst im Klo ein und rennt dann vor das Schulgebäude. Die Aufregung ist riesengroß. Sebastian wird immer wütender, und ein Wort ergibt das andere. Auch die Lehrer werden schroffer. Und letztendlich lautet die Schlussfolgerung schneller, als oft lieb ist: Der hat ein Riesenproblem. Und: Wir müssen sein Problem lösen.

Ganz offensichtlich zeigt sich hier die Logik der Schameskalation: Lehrer und Schüler empfinden ein hohes Maß an Scham ob der Interaktion, die gerade passiert ist. Eigentlich wollte das keiner, aber die Stimmung ist aufgeheizt, und die Chancen für ein problemlösendes Gespräch sind gering. Das Ganze setzt sich gleich fort. Sebastians Mutter geht zu den Lehrern: „Wie könnt ihr ihn nur so behandeln?" Und der Lehrer sagt hoch beschämt zu Sebastians Mutter: „Wenn Sie sich ein bisschen mehr um ihn gekümmert hätten, wäre dies alles nicht so."

Oder nehmen wir noch einmal Martin. Martin macht im Mathematikunterricht wieder einmal nicht mit. Trotz verschiedener Bitten geht er einfach demonstrativ hinaus und stellt sich in der Schulhalle ans Geländer. Die Lehrerin reagiert darauf: „Ganz offen gesagt, das halte ich bald nicht mehr aus. Ich kann ihm ja nicht immer nur nachrennen. Ich habe noch 24 andere Schüler."

Die Liste der Beispiele ließe sich beliebig fortsetzen. Und der Standard-Lösungsansatz in den Schulen scheint oft so zu sein. Lehrer, versuchen mit Maßnahmen das Problem des Schülers zu lösen, das Problem des Nicht-Mitmachens, das Problem des Störens, das Problem des Genervtseins, das Problem bei übergriffigem Verhalten.

Sie wollen ihn verändern. Dies ist, wie wir aus vielerlei Erfahrung wissen, oft herzzerreißend erfolglos, nicht immer, aber doch sehr oft, weil in diesen Situationen die Scham sehr hoch ist und eines nicht gut moderiert werden kann: eine angemessene Beziehung zwischen Schüler und Lehrer, in der Begegnung und in Folge Veränderung auf allen Seiten stattfinden kann.

7.1 Den Moment lösen

Der amerikanische Psychologe Dan Wile (2011) schlägt daher vor, Techniken zu verwenden, die die Beziehung wieder herstellen können, und das braucht ein Niveau adäquater statt hoher Scham. Das Wichtigste, was er dabei vorschlägt, ist, sich auf das Lösen des Moments statt auf das Problemlösen zu konzentrieren. Das Momentlösen, wie sich im Folgenden zeigen wird, beinhaltet eine ganze Menge von Interventionen, damit Scham wieder konstruktiv wirken kann. Ist nämlich die Beziehung wieder in Ordnung, dann finden Lehrer und Schüler wieder ihre Sprache, dann finden Lehrer und Schüler wieder ihre Verbundenheit, dann ist Empathie auch von äußeren Personen möglich. Bei Lehrern dominiert dann das Gefühl, mit dem Kind umgehen zu können, selbstwirksam zu sein, das Gefühl, die Situation konstruktiv im Griff zu haben. Es entwickelt sich ein Gefühl des Einfühlens und des Mitgefühls gegenüber dem Kind, und der Lehrer gestattet sich nun selbst, die ganze Palette seiner Fähigkeiten und Fertigkeiten zu nutzen, auch eigene kleine Schwächen und Fehler zuzugeben. Auf Seiten des Schülers zeigt sich relativ schnell: Er fühlt sich respektiert und verstanden. Er fühlt sich motiviert, sich zu bemühen. Er fühlt Empathie gegenüber dem Lehrer, er hat das Gefühl, einen Wert zu haben.

7.2 Gesprächsformen zur konstruktiven Nutzung von Scham

Um Scham wieder konstruktiv zu werden zu lassen, stellt Uri Weinblatt (2016) zwei Gesprächsansätze vor: einen für das Gespräch zwischen Schüler und Lehrer, das sehr ähnlich dem Systemic Mirroring (siehe Kap. 4 und 5) ist, ein zweites Gespräch zwischen Lehrer und Eltern. In diesen Gesprächen geht es im Wesentlichen um Folgendes:

- Momentlösen statt Problemlösen: Konstruktive Scham ist das zentrale Element, das den Moment löst. Wenn die Beziehung stimmt, kann konstruktiv an Herausforderungen wie Verhalten, Leistung usw. gearbeitet werden.
- Freigiebiger Gebrauch von Entschuldigungen: Es wird akzeptiert und verstanden, dass Menschen im Bereich hochverletzter Scham leicht auch unangemessene Äußerungen tätigen können.
- Absichten transparent machen und Gedanken, die einem durch den Kopf gehen, teilen.
- Die eigene Verletzlichkeit, die einem als Person in den Augen des anderen menschlich macht, enthüllen und darstellen.

- Provokationen und feindselige Ansagen als Anzeichen für erhöhte Scham betrachten.
- Wege suchen, wie man die eigene Verletztheit enthüllen kann, ohne den anderen massiv kränken zu müssen.

7.3 Das Lehrer-Schüler-Gespräch

Wie kann das nun gehen, in einem Lehrer-Schüler-Gespräch? Wie wir wissen, kann es da ganz schnell verquert und verheddert zugehen. Wenn es wirklich herausfordernd wird, ist es daher durchaus ratsam, eine dritte Person hinzuzuziehen, die etwas von der Technik des Systemic Mirroring versteht. Systemic Mirroring lässt, wie wir bereits festgestellt haben, den Dritten in die Schuhe eines jeweils Beteiligten schlüpfen und die vorher dargebotene Botschaft nochmals in anderer, konstruktiver Art und Weise wiederholen. Natürlich können Sie dies auch alleine probieren und machen, gegebenenfalls auch mit einer Gesprächstechnik, wie sie beim Selbst-Mitgefühlstraining bei Tania Singer (2015) verwendet wird. Dabei wiederholt man im Gespräch (z. B. zu unterschiedlichen Auffassungen) vor seiner eigenen Antwort wechselseitig die Aussage des anderen und fragt nach, ob man das Gesagte richtig verstanden hat: „Gehe ich recht in der Annahme, dass Sie das so gemeint haben?" Unschwer zu erkennen ist, dass dies Volksschülern noch nicht so leicht zuzumuten ist, da die Emotionskontrolle und wechselseitige kognitive Verschränkungsfähigkeit noch nicht so ausgeprägt ist. Allerdings haben Sie, wenn Sie hier verständig sind und nachfragen, was wirklich gemeint ist, und bereit sind,

eigene Anteile und Schwächen zuzugeben, durchaus auch
Erfolg. Selbstmitgefühl ist nicht rein kognitiv. Schnell ist
die Scham dann auch konstruktiv.

Wie funktioniert ein Gespräch dieser Art nun mit der
Technik des Systemic Mirroring? Nehmen wir z. B. ein
Gespräch zwischen Kevin und seiner Lehrerin, nennen
wir sie Edith, und einem Schulberater oder Schulpsycho-
logen als Mediator. Schulberater: „Bitte sagt mir, warum
wir hier zusammensitzen." Edith: „Ich möchte gerne, dass
wir hier zu einer guten Lösung kommen. Das Problem ist,
dass Kevin immer rausruft, im Unterricht dauernd stört
und auch nicht mitmacht und er auch sehr viele Stunden
fehlt." Kevin darauf: „Natürlich werden wieder einmal
nur mir die Vorwürfe gemacht. Ich bin an allem schuld.
Warum wird nicht über Franz geredet, der stört auch. Ich
bin immer der Sündenbock." Daraufhin die Lehrerin:
„Das eben deswegen, weil wir uns hier auf dich konzen-
rieren." Der Schulberater wünscht sich, dass die Lehrerin
gesagt hätte: „Weil wir jetzt hier über uns reden und wir
die Dinge zwischen uns beiden besser machen können."
Zugleich regt sich beim Schulberater eine innere Stimme,
die sagt: „Aber sie muss ihm ja auch das Problem sagen
dürfen. Irgendwann muss ihm das klar vermittelt werden." Und zugleich beruhigt er sich selbst wieder, „Kevin
weiß ja, was das Problem ist. Es geht eher darum, dass wir
Bedingungen schaffen, wo er Verantwortung für sein Problem übernehmen kann."

Jetzt schlüpft der Schulberater in die Schuhe der Lehrerin und spiegelt die inneren Intentionen der Lehrerin. Er
schaut Kevin an: „Also, ich glaube, deiner Lehrerin geht es
nicht darum, herauszufinden, wer hier schuld ist, sondern

einfach darum, wie wir die Dinge besser machen könnten. Ist es das, was Sie meinen?" Die Lehrerin sagt: „Ja, ich bin nicht hierhergekommen, um ihn zu beschuldigen. Ich will nur, dass die Dinge besser werden." Kevin darauf: „Ich will auch, dass die Dinge besser werden, aber warum haben Sie mich dann vor zwei Wochen aus dem Unterricht geworfen und gesagt, ich will nie wieder, dass du dich in meinen Unterricht setzt?" Die Lehrerin Edith, peinlich berührt: „Das ist nicht ganz das, was ich gesagt habe."

Der Schulberater unterbricht nun und schlüpft in die Schuhe von Kevin: „Kevin meint wahrscheinlich, als Sie neulich sagten, Sie wollten ihn nicht in Ihrem Unterricht haben, dass er das nicht verdient hätte." Wieder taucht die innere Stimme beim Schulberater auf: „Was tust du hier? Du schlägst dich auf die Seite des Kindes. Das Kind wird das ausnutzen und immer stärker werden." Der Schulberater kann sich aber wieder selbst fangen, indem er sich ganz ruhig sagt: „Ja, das ist möglich, aber in einer Minute werde ich mich auf die Seite der Lehrerin schlagen, und dann ist das Ganze wieder balanciert. Jetzt braucht Kevin eine Unterstützung, damit er seine Gefühle enthüllen kann." Lehrerin zu Kevin: „Ja, was hätte ich denn tun sollen? Ich habe dich mehrfach gebeten, damit aufzuhören, und du hast dann immer weitergemacht." Kevin: „Ja, dann sollte ich wirklich nicht in Ihrem Unterricht sein."

Der Berater schlüpft nun in die Schuhe von Kevin, sagt aber vorher zu ihm: „Du hast gerade vorher etwas Wichtiges gesagt. Lass mich wissen, ob ich mich in die richtige Richtung bewege." Kevin: „Ok." Schulberater in den Schuhen von Kevin zur Lehrerin: „Was ich bei Kevins letztem Satz gehört habe, war: Ich bin nicht sicher, ob ich in der

Schule gut sein kann und mit dem Stören aufhören kann, daher fällt mir hier nur die Lösung ein, nicht mehr in die Schule zu gehen." Kevin: „Ja, so ungefähr." Schulberater zu Kevin: „Kannst du das ergänzen, was ich gerade sagte?" Kevin: „Ja, manchmal beschließe ich in mir, nicht mehr zu stören. Manchmal sage ich es mir selber, dass ich es nicht mehr tun werde, und dann mache ich es trotzdem wieder." Schulberater jetzt zur Lehrerin: „Und was sagen Sie dazu? Was ist Ihre Reaktion darauf?" Jetzt die Lehrerin: „Es tut mir leid, dass er das Gefühl hat, er sollte nicht im Unterricht sein, aber das ist keine gute Lösung." Kevin: „Aber Sie haben das doch selbst vorgeschlagen!" Der Schulberater schlüpft nun in die Schuhe der Lehrerin und sagt zu Kevin: „Das, was deine Lehrerin gerade sagen wollte, ist: ‚Ich wollte dich eigentlich nicht aus meinem Unterricht heraushaben. Ich wünschte, ich hätte das nicht gesagt und dass ich dich nicht verletzt hätte'", und zur Lehrerin: „Würden Sie dem zustimmen?" Edith: „Ja, ich will ihn nicht aus dem Unterricht heraushaben. Ich hätte das nicht sagen sollen. Wir müssen wirklich Wege finden, um zu vermeiden, dass wir nochmals in die gleiche Situation geraten."

Der Schulberater nun zur Lehrerin: „Ich möchte das nun erweitern, was Sie gerade gesagt haben", und zu Kevin, ihn anschauend: „Wenn ich deine Lehrerin wäre, würde ich mir wahrscheinlich denken: Ich weiß, dass es nicht richtig war, diese Worte auszusprechen, aber du hast mich verletzt, indem du den Unterricht gestört hast. Ich hatte das Gefühl, dass du mich nicht respektierst." Die Lehrerin anschauend: „Ist das in etwa das, was Sie gefühlt haben?" Edith: „Ja, ich hatte das Gefühl, es interessiert ihn gar nicht, was ich sage. Ich bin wütend geworden, weil ich Kevin wirklich helfen will, und wenn er stört, dann fühle ich mich, als ob er das gar nicht zu schätzen wüsste." Die innere Stimme des Beraters meldet sich wieder zu Wort: „Jetzt hast du die Lehrerin zu einer Entschuldigung gezwungen, und jetzt willst du auch noch, dass sie sich so öffnet. Wo führt das nur hin?" Der Schulberater kann aber seinen Kritiker beruhigen, indem er sagt: „Das ist ein Weg, wie sie sich gegenseitig in den anderen einfühlen können. Das Eingestehen von Verletzlichkeit kann manchmal sehr hilfreich sein."

Kevin jetzt plötzlich: „Ja, das wollte ich wirklich nicht." Der Schulberater sagt zu Kevin: „Ich möchte das, was die Lehrerin gerade gesagt hat, in eine Frage umwandeln: „Wusstest du, dass du mich verletzt hast, als du nicht auf meine Aufforderungen reagiert hast?" Die innere Stimme: „Was tust du jetzt? Das ist hoch brisant. Was ist nun, wenn er sagt, er wollte sie wirklich verletzen?" Dann sagt der Berater wieder zu seinem inneren Kritiker: „Dann würde ich damit arbeiten und den Schüler fragen, was er wirklich meinte und um was es ihm geht – um wirkliches Verletzen oder darum, aus der kränkenden Situation herauszukommen." Kevin sagt nun: „Ja, das tut mir leid. Das wollte ich nicht." Edith, die Lehrerin: „Das ist ok, du musst dich nicht entschuldigen. Wir müssen nur darüber nachdenken, wie wir damit umgehen, damit das nicht noch einmal passiert."

Hier wäre von der Lehrerin wahrscheinlich ein simples „Danke" besser angebracht gewesen. „Ich brauche keine Entschuldigung" kommt oft bei solchen Gesprächen vor. Dann verwandelt sich das Gespräch oft wieder in eine Problemlösungsdebatte. Und hier wird klar: Kevin braucht keine Problemlösungsdebatte, denn er weiß, was er tun muss: das Beste geben und sich im Unterricht konzentrieren. Und er hat sicher auch Ideen, wie er das bewerkstelligen kann. Offensichtlich ist aber nun auch, dass er sich nicht genug darum bemüht, diese Dinge zu tun. Kevin braucht einen Rahmen, in dem er in der Lage ist, eine Veränderung auch wirklich zu wollen und seinen Mut aufzubauen und zu investieren, ohne die Gewissheit, dass er auch erfolgreich sein wird. Allen Erfahrungen nach ist die Erarbeitung einer solchen Einstellung oft eine Folge der Entwicklung der Beziehung zwischen Lehrer und Schüler und nicht die Folge einer einseitigen Entscheidung.

Um es noch einmal klar und deutlich zu sagen: Es braucht ein Klima, in dem ein echtes Bemühen auftauchen kann. Ein Klima, in dem man sich begegnet. Der beste Weg dahin ist, dem anderen das eigene Bemühen zuzugestehen und selbst auch zu sagen, dass man sich selbst ebenfalls bemühen werde. Der Schulberater schlüpft daher wieder in die Schuhe der Lehrerin und sagt zu Kevin: „Danke, dass du gesagt hast, dass es dir leid tut. Ich denke, wir müssen beide hart daran arbeiten." Und zur Lehrerin: „Wie viel passt zu dem, wie Sie sich fühlen, und wie viel nicht?" Die Lehrerin Edith: „Ja, ich bin bereit, Mühe zu investieren. Tatsächlich habe ich schon angefangen, einige Veränderungen im Klassenraum vorzunehmen. Ich habe Schüler umgesetzt und mit anderen Schülern auch über ihr Verhalten geredet, und wir reden darüber, wie wir uns respektieren können."

Hier sagt die Lehrerin zwei sehr bemerkenswerte Dinge: erstens, dass sie sich sehr bemühen wird und sie die Bemühungen anderer anerkennt; zweitens gibt sie zu, dass Kevin nicht das einzige Problem ist. Das hätte sie zu Beginn der Sitzung nicht sagen können. Kevin und seine Lehrerin sind nun in einen sogenannten Zugebenden-Modus eingetreten, das bedeutet, dass beide in einer übergeordneten Position sind und nun am Problem arbeiten können. Die übergeordnete Position gibt dann der Scham wieder die Kraft, konstruktiv für die Beziehungsregulation tätig zu sein. Dies festigt der Berater nun und sagt zur Lehrerin: „Sie haben einige sehr interessante Dinge gesagt, aber Ihren letzten Satz würde ich gerne in eine Frage verwandeln: Kevin, hast du die Veränderungen bemerkt, mit denen ich im Klassenraum begonnen habe?" „Ja, das habe ich bemerkt", antwortet Kevin, „sie hat davon gesprochen, das Klima zu verbessern." „Und was denkst du darüber?" „Es ist, glaub ich, gut, was Neues auszuprobieren." Lehrerin: „Ich bin froh, dass er das sagt." Kevin: „Warum?" Lehrerin: „Weil es mir zeigt, dass dir das nicht egal ist." Eigentlich hätte sie sagen sollen: „Weil es zeigt, dass ich dir nicht egal bin." Schulberater: „Und, was denkst du gerade jetzt?" Kevin: „Ja, ok. Das ist nun eine gute Basis, wie weiter gearbeitet werden kann." Die Lehrerin spürt, dass Kevin sie doch respektiert. Kevin spürt, dass er nicht der Einzige ist, der sich ändern soll. Er ist auch nicht der schlimmste Schüler, und zugleich ist seine Lehrerin bemüht, nicht immer Recht haben zu wollen und es besser zu wissen.

Was passiert hier in diesem Gespräch? Durch das wechselseitige Hineinschlüpfen in die Schuhe des anderen kommt das Gespräch von einem Problemlösegespräch hin zu einem Gespräch, das den Moment löst. Und die Kraft der Scham kann wirksam und nutzbar sein, wenn man auf eine gemeinsame Plattform, die sogenannte Metaebene, kommt, wo man sich gegenseitig respektiert, sich öffnet, eigene schwache Seiten zugibt usw. Hier kann man dann seinen eigenen Anteil kommunizieren, und dann kann jeder schildern, was er beitragen kann. Hier sind die früher angesprochenen positiven Beiträge sehr wirkungsvoll: dankbar sein, bemerken, was der andere gut macht, usw.

Nochmals zusammengefasst: Um das Problem zu lösen, muss man in den Zugeben-Modus kommen. Dies gelingt durch das wechselseitige In-die-Schuhe-Gehen des anderen, das sogenannte Moment lösen: eigene Schwächen eingestehen, dem anderen gute Absichten und Bemühen zugestehen sowie dies durch positive Bemerkungen garnieren.

7.4   Das Eltern-Lehrer-Gespräch

Auch das Eltern-Lehrer-Gespräch bietet eine Vielzahl von Möglichkeiten, dass es zu erhöhter Scham kommt. Eltern können erhöhte Scham entwickeln, weil sie glauben, unfähig zu sein und daran beteiligt zu sein, dass ihr Kind so schlecht in der Schule ist. Sie haben erhöhte Scham, weil sie sich mit anderen vergleichen. Sie können auch erhöhte Scham empfinden, weil sie demütigende Begegnungen in der Schule gemacht haben: „So können Sie das aber nicht machen. Bitte bemühen Sie sich etwas mehr um Ihr Kind." Auch Lehrer können viele Gründe haben, sich beschämt zu fühlen. Sie können vom Kind schwer gekränkt worden sein. Sie können das Gefühl haben, nicht effektiv zu unterrichten. Sie haben eventuell auch eine Vorgeschichte. Schnell kommt es dann zu einem unkooperativen Gespräch, etwa so: Lehrerin: „Danke, dass Sie heute gekommen sind. Ich möchte gerne mit Ihnen darüber reden, wie Franz sich in der Schule verhalten hat. Franz ist lieb, aber in letzter Zeit kommt es zu Problemen." Der Vater: „Wie lange geht das schon so?" „Etwa einen Monat" „Warum haben Sie uns nicht früher benachrichtigt?" Und schon steigt die Spannung. Und die Lehrerin könnte sich möglicherweise genötigt fühlen, sich zu rechtfertigen: „Aber ich habe Sie ja benachrichtigt, und Sie haben diese Benachrichtigung nicht wahrgenommen." Damit würde es aber nur weiter eskalieren.

Wie kommt man nun aus so einer Eskalationsspirale heraus? Die Lehrerin hätte schon anders anfangen können: „Wir sind hier zusammengekommen, um die Probleme, die aufgetaucht sind, gemeinsam zu lösen. Zunächst möchte ich Ihnen aber sagen, dass ich sehr froh bin, dass Sie beide hierhergekommen sind, denn ich brauche Ihre Unterstützung." Auf den Vorwurf des Vaters, „Warum sagen Sie das nicht früher", könnte die Lehrerin auch sagen „Ja, es tut mir leid. Ich hätte Ihnen das schon früher sagen können." Jetzt könnte die Mutter auch noch sagen: „Ja, was wir nicht verstehen, ist, dass er jetzt plötzlich so schlecht ist. Im letzten Jahr lief es ja mit den anderen viel besser." Die Lehrerin ärgert sich über diese Aussage, fühlt sich gekränkt, möchte gerne Anerkennung bekommen und ist drauf und dran zu attackieren. Sie verkneift sich das aber, und es fällt ihr auch ein, dass sie eigentlich eine gute Lehrerin ist, weil gerade vor diesem Gespräch zwei andere Kolleginnen ihr Komplimente gemacht haben. Also kann sie sagen: „Es tut mir leid, dass Franz dieses Jahr nicht so erfolgreich ist. Ich würde mich wirklich freuen, wenn er Erfolg hätte. Ich werde mit den Lehrern vom letzten Jahr sprechen und bitte auch Sie um Ihre Unterstützung."

Hier passiert etwas ganz Entscheidendes, damit Scham wieder konstruktiv wirken kann: Die Lehrerin gesteht ihre Schwierigkeiten ein, sie übernimmt Verantwortung für ihren Beitrag zum Problem, sie akzeptiert die Empfindungen der Eltern in Bezug auf das letzte Jahr, sie teilt den Eltern mit, dass sie ihre Besorgnisse ernst nimmt, sie demonstriert, dass ihr die Angelegenheit am Herzen liegt. Jetzt sagt die Mutter auch plötzlich: „Die Wahrheit ist, dass Franz schon im letzten Jahr in einige Schwierigkeiten geraten ist. Wir wissen auch nicht, wie wir ihn motivieren sollen." Dann stimmt der Vater zu. Nun sind Eltern und Lehrerin im Zugeben-Zyklus und können dann wechselseitig Unterstützungen austauschen. Der Weg im Eltern-Lehrer-Gespräch, um erhöhte Formen der Scham auf ein konstruktives Niveau zurückzubringen, führt daher über wechselseitiges Anerkennen von Bemühen, Zugeben der eigenen Anteile, Empathie und Verständnis für die jeweils andere Seite. Dann gelangt man auf die Plattform des Zugeben-Modus, von der aus Scham konstruktiv wirken kann.

7.5 Zusammenfassung

In diesem Kapitel haben wir uns damit befasst, wie Scham im schulischen Kontext zu gelingenden Beziehungen beitragen kann. Dazu haben wir festgestellt, dass Scham, wie auch in allen anderen Kontexten, in der Schule allgegenwärtig ist. Zugleich haben wir wiederholt, dass Scham zur Beziehungsregulierung auch gerade im schulischen Kontext notwendig ist.

Festgestellt haben wir zudem, dass für erfolgreiches Unterrichten die Beziehung und die Gestaltung der Beziehung entscheidend sind. Erst auf Begegnung kann Inspiration fußen. Wir haben uns dann damit auseinandergesetzt, dass es bei sensiblen Gesprächen in der Schule ganz entscheidend ist, sich zunächst weg vom Problemlösen und hin zum Lösen des Moments zu wenden, also zur Herstellung einer adäquaten Beziehungsbasis zwischen Schüler und Lehrer sowie zwischen Eltern und Lehrer.

Dabei ist es wichtig, in einen sogenannten Zugeben-Zyklus zu kommen. Dies gelingt am besten durch die Technik des Systemic Mirroring. So kann in schwierigen Eltern-Schüler-Prozessen, aber auch in Eltern-Lehrer-Prozessen der jeweils andere Standpunkt gut vermittelt werden. Um auf eine Zugebens-Plattform zu gelangen, erscheint es höchst sinnvoll, das gemeinsame Ganze herauszuarbeiten, die eigenen Anteile anzuerkennen, sich selber zu öffnen, positive Bemerkungen über den Beitrag des jeweils anderen zu machen – sowohl bei Schülern wie auch bei Lehrern. Um Unterstützung zu bitten, anstatt sie einzufordern. Auf den anderen zuzugehen, anstatt zu warten, bis er sich bewegt, und einseitige Veränderungen vorzunehmen.

8

Scham konstruktiv für gelingende Erziehung nutzen – ein Leitfaden für Familie und Alltag

Auch Stephan Marks (2018) und Leon Wurmser (2018) halten in ihren Büchern fest: Scham ist eine Basisemotion mit enorm gestaltendem und regulierendem Potenzial. Scham ist die Emotion, die – wie wir anhand von vielen Beispielen gesehen haben – vor allem Beziehungen reguliert.

Dazu braucht die Scham, wie die Angst, ein Niveau, das ein konstruktives Regulieren zulässt. Versuche, Scham massiv zu verdecken, zu bagatellisieren, führen zu massiv destruktiver Schamlosigkeit, zu viel Scham zu destruktiven Elementen wie Wut und Ärger, Zynismus, Hochmut usw. Es ist genauso wie bei der Angst: Zu wenig Angst führt zu Langeweile und Inaktivität, die manchmal auch in Waghalsigkeit und Übermut münden kann, zu viel Angst führt zu Panik und Erstarrung.

© Springer-Verlag GmbH Deutschland, ein Teil von Springer Nature 2019
P. Streit, *Coolness, Scham und Wut bei Jugendlichen*,
https://doi.org/10.1007/978-3-662-56681-7_8

Scham ist in der einen oder anderen Form in der Familie allgegenwärtig. Über sie entwickeln sich Normen des Zusammenlebens, moralische Vorstellungen und Respekt vor dem anderen. Scham ist die Wächterin der Würde. Scham ist das tiefe innere Gefühl, das weit über Äußerlichkeit hinausgeht.

In diesem abschließenden Kapitel möchte ich einen kurzen Leitfaden vorstellen, was es braucht, um die Kraft der Scham gelingend für ein Zusammenleben in Familie und Alltag zu nutzen.

8.1 Entscheidend: die Beziehung der Eltern zueinander

Als erstes möchte ich auf die entscheidende Rolle der elterlichen Beziehung bei der konstruktiven Nutzung der Scham in der Familie eingehen, um dann mit weiteren wichtigen Punkten fortzufahren, damit die Scham konstruktiv für ein gelingendes Familien-Miteinander mit Kindern und Jugendlichen eingesetzt werden kann. Die partnerschaftliche Beziehung der Eltern im Kontext der Erziehung von Kindern und Jugendlichen hat eine einzigartige Stellung. Wie die Eltern in der Frage der Erziehung zueinander stehen, hat Auswirkungen auf ihre sexuelle und erotische Beziehung und ist von dieser auch abhängig. Zugleich ist die Beziehung auch abhängig vom Fehlverhalten der Kinder und davon, wie effektiv der jeweilige Elternteil den anderen in der Erziehung einschätzt.

Eltern brauchen im Kontext der Erziehung eine gesunde Scham. Das macht sie neugierig, vorsichtig und offen. Leicht kann es allerdings passieren, dass die Scham kippt. Dann, wenn ein Elternteil das Gefühl hat, in der Erziehung nichts wert zu sein und zu versagen, wenn Kinder schwierig werden und herausfordernde Umstände bestehen, wie etwa die dauernde Abwesenheit eines Elternteils. Nur allzu häufig haben wir es auch mit Fällen zu tun, in denen Eltern aufgrund unterschiedlicher Erziehungshaltungen und -meinungen tief beschämt sind. Dies hat oft direkte Auswirkungen auf die sonstige Beziehung. Es kann aber auch sein, dass die sonstige Beziehung unter keinem günstigen Stern steht und sich dies massiv auf die wechselseitige Erziehungshaltung auswirkt.

8.2 Drei notwendige Bedingungen

Drei notwendige Bedingungen gibt es für eine erfolgreiche Beziehung zwischen Eltern im Bereich der Erziehung: gelingende Kommunikation, Teamwork und Respekt.

Teamwork bezieht sich dabei auf das erreichte Ausmaß an Übereinkunft hinsichtlich der Ziele für die Kindererziehung. Wenn Teamwork gegeben ist, können Eltern konstatieren: „Mit meinem Partner über das Kind zu reden, ist eine Sache, auf die ich mich freue."

Respekt bezieht sich auf das Vertrauen in das Engagement des anderen Elternteils und dessen Urteilsvermögen beim Sich-Kümmern um das Kind. Respekt wird auf vielfältige Weise gezeigt, impliziert Wertschätzung und Anerkennung für die gute Erziehungsfähigkeit des jeweils anderen und gipfelt in der Botschaft: „Ich glaube, dass du ein guter Elternteil bist." Eltern können in Bezug auf Respekt unterschiedliche Schamniveaus haben. Diese Schamniveaus können daraus resultieren, dass der eine Teil vom anderen nicht respektiert, anerkannt und wertgeschätzt wird. Daraus entwickelt sich auch das Empfinden, ungeliebt – ja sogar gehasst – zu sein. Also: Ohne gelingende Beziehung der Eltern ist die Kraft der Scham nicht gut nutzbar.

Daraus ergibt sich eine entscheidende Schlussfolgerung: Für gelingende Kindererziehung und die konstruktive Nutzung der Scham dabei braucht es zu allererst die gelingende Elternbeziehung. Daher braucht es beides, sowohl die Unterstützung der Eltern, um ihre Paarbeziehung befriedigend zu gestalten, als auch ihre gegenseitige Unterstützung in der Erziehung, um Scham gut zu nutzen.

Zu gelingender Kommunikation: Kennzeichen von zu hoher, unregulierter Scham äußern sich hauptsächlich im Streit zwischen den Elternteilen. Typische Anzeichen dafür sind, dass die Eltern die konstruktive Sprache verloren, ihre Verbundenheit eingebüßt haben. Von außen betrachtet heißt dies, sie haben es als aussichtslos aufgegeben, erziehend einzugreifen. Eltern in einem Zustand von hoher Scham machen sich unter anderem gegenseitig für das Problem des Kindes verantwortlich: „Du bist zu hart", „Du bist zu weich." Eltern sind sich nicht über die aktuelle Definition des problematischen Verhaltens einig. „Ich denke, das ist dein Problem", „Nein, das ist noch normal." Die Eltern hören einander nicht zu und schenken höchstens Außenstehenden Gehör, die sie jeweils für ihre eigene Position gewinnen möchten. Eltern greifen sich gegenseitig an und werfen sich wechselseitig zu viel Engagement, Überfürsorge oder zu wenig Engagement vor.

In der Beratung bemerkt man unkonstruktive, hohe Scham auch daran, dass ein Elternteil oder beide den Therapeuten für das Verhalten des Kindes verantwortlich machen, dass ein Elternteil oder beide Widerstand gegen Interventionen zeigen, wobei sich infolgedessen beim Therapeuten schnell ein Verlust an Empathie bemerkbar macht. Dieser beschuldigt dann einen Elternteil oder beide, nichts zu tun, und nimmt eine kritische Haltung ihnen gegenüber ein.

Ein Zustand konstruktiver, beziehungsregulierender Scham hat folgende Anzeichen: Die Eltern zeigen Humor bei der Erklärung der unterschiedlichen Haltungen. Beide schätzen, was der andere Elternteil tut. Beide Eltern machen sich nicht gegenseitig für das Problem des Kindes verantwortlich. Die Elternteile gestehen ihren eigenen Beitrag zu den Differenzen ein und wollen besser an den Konflikt herangehen. Die Eltern können Kritik an ihrem Erziehungsstil zumindest teilweise akzeptieren, wenn diese vom anderen Elternteil vorgebracht wird.

Beim Berater oder Therapeuten manifestiert sich dies so: Er mag die Eltern. Er sieht das Verhalten des Kindes größtenteils als Resultat eines Prozesses. Die Eltern begrüßen die Interventionen, und sie zeigen Interesse daran. Denn es geht, die Eltern zum bestmöglichen Team zu machen. Dafür ist vor allem eine Übersetzer- und Vermittlungsrolle des Therapeuten notwendig. Eltern können dieses Teambuilding natürlich auch alleine probieren. Dabei geht es immer um die wechselseitige Erfüllung folgender Grundbedürfnisse: das Bedürfnis, anerkannt und in seiner Haltung respektiert zu werden, das Bedürfnis, als Teil der Gemeinschaft akzeptiert zu werden, sowie das Bedürfnis, vom anderen gehört zu werden. Sind diese

Bedürfnisse erfüllt, können Eltern von einer gemeinsamen
Plattform blicken und ausgehend von dieser Plattform des
wechselseitigen aufeinander Zugehens sich öffnen, gegenseitig Entschuldigungen formulieren und gemeinsame
Zukunftspläne meistern. Und, wie schon gesagt: Wenn
der Moment gelöst ist, können die Eltern damit beginnen,
kreative Lösungen für eine gelingende Weiterentwicklung
zu suchen.

Folgende Elemente, die zugleich als Handlungsleitfaden
dienen können, bestimmen diese gemeinsame Plattform:

- Eltern erkennen sich gegenseitig an, sie kommunizieren wertschätzend miteinander. Dies gelingt z. B. durch
  aktiv konstruktives Kommunizieren (siehe Kap. 5),
  durch Gesten der Dankbarkeit, durch Bemerken positiver Schritte, durch kleine Überraschungen, durch Gesten der Versöhnung.
- Eltern unterstellen sich gegenseitig gute Motive. Dies
  gelingt am besten, indem man die Kunst beherrscht,
  innezuhalten und die Perspektive zu wechseln, zum
  Beispiel in die Schuhe des anderen zu schlüpfen, oder
  indem man sich erinnert, was – als man sich getroffen
  hat – gut war und mit welchen Vorsätzen und Wünschen man in das Projekt Kindererziehung gegangen
  ist. Dies wird möglich, wenn Eltern ihr Projekt Kindererziehung zum gemeinsamen Projekt machen, das
  herausfordernd ist und etwas größer als sie selbst. Welchen Lebenstraum wollen wir uns dabei erfüllen?",
  können sie sich fragen. „Und welche Spuren wollen wir
  hinterlassen? Was wollen wir den Kindern mitgeben?"
  Regelmäßige Diskussionen über die Sinnhaftigkeit der

Erziehung, über das Größere und Ganze und über das, „was wir hier miteinander machen", aus einer positiven Sicht, sind hier sehr hilfreich. Diese Plattform ist auch gut erreichbar, indem die Eltern sich gegenseitig an den Wert des anderen erinnern. Dies braucht ein bisschen Achtsamkeit sich selbst gegenüber und vor allem dem anderen gegenüber. Auch, wenn es eine grobe Entgleisung im Erziehungsverhalten gibt, die einen Jugendlichen in einen Zustand hoher Scham versetzt, ist es sehr sinnvoll, dies trotzdem als Teil des Ganzen zu betrachten und zu betonen, wo das Wertvolle des Vaters oder der Mutter liegt – in der Versorgung, in der Freizeit, in der kommunikativen Herausforderung. Ebenfalls entscheidend ist, dass sich die Eltern wechselseitig an ihren Einfluss erinnern. Suchen Sie Aspekte und Situationen heraus, in denen Vater oder Mutter besonderen Einfluss nehmen, und betonen Sie diese im gemeinsamen Gespräch

- Und nicht zuletzt betonen Sie das Zusammensein. Die Eltern sagen zum jeweils anderen: „Du bist nicht allein. Ich unterstütze dich. Ich sehe, was du tust. Ich sehe dein Bemühen und schätze das sehr." Dies kann zwischen den Eltern durchaus ritualisiert stattfinden, indem sie sich hinsetzen und sich gegenseitig erzählen, was gut gelingt. Hier sind die Übungen der Positiven Psychologie – was gut war, was schön war („Three Blessings Exercise"), wofür ich dankbar bin, wo es einen kleinen positiven Schritt weiter gegeben hat – sehr, sehr hilfreich. Dann können Sie sich bewusst jeden Tag darauf fokussieren. Das bringt die Energie der Scham genau auf den richtigen Punkt – nämlich dorthin, wo sie Beziehungen konstruktiv regelt.

So kann im Familienkontext und auch im Alltag wieder das zurückgewonnen werden, was zu hohe Scham blockiert und einen Negativ-Kreislauf auslöst. Wiederkehren werden:

- die Stimme, das offene, interessierte, humorvolle miteinander Sprechen,
- die Verbundenheit, das aufeinander Zugehen und sich miteinander Freuen und
- die Empathie, nämlich dass auch Menschen von außen interessiert an den Kindern und an den Vorgängen sind.

8.3 Sieben Grundhaltungen, Einstellungen und Verhaltensweisen, die die Kraft der Scham potenzieren

Zum Schluss sieben Ideen, die die Kraft der Scham potenzieren, also vervielfältigen, ihr Flügel verleihen.

1. Vorrang für die Beziehung! Egal, was ist, geben Sie niemals die Beziehung zu Ihrem Kind/Jugendlichen auf. Wenn gar nichts mehr geht, seien Sie einfach eines: lieb. Die tägliche Liebelei oder „The Daily Hug of Love" ist die bestuntersuchte und am höchsten wirksame Intervention zur Entwicklung konstruktiver Beziehungen. Nehmen Sie sich die Zeit, um das Gelingende, das Schöne zu bemerken, dankbar, neugierig, offen zu sein, schöne Momente miteinander zu genießen.

2. Seien Sie präsent und wachsam! Lassen Sie keine Zweifel daran, dass Sie als Eltern hier sind und auch die Regeln und Strukturen vorgeben. Und Sie wissen natürlich genau, welche Regeln angemessen sind. Glauben Sie daran, dass Sie in der Erziehung etwas bewirken können, auch in herausfordernden Situationen – mit konstruktiver Scham! Vertrauen Sie darauf, dass Ihre Kinder Sie mögen. Und Sie können Ihren Kindern natürlich etwas zumuten, wie etwa Öffentlichkeit herstellen oder klare Botschaften übermitteln. Die Formel lautet: „Ich bin hier, ich bleibe hier, auch wenn du willst, dass ich nicht hierbleibe. Meine Pflicht besteht darin, alles zu tun, damit du dich gut entwickeln kannst. Ich kann dich nicht zwingen, das zu machen, was ich will. Aber du musst wissen: Ich bleibe dran." Seien Sie wachsam und üben Sie sich in wachsamer Sorge. Reagieren Sie auf Warnzeichen, suchen Sie das Gespräch mit anderen. Und wenn etwas Sie in Sorge versetzt oder Sie beschämt, dann zögern Sie nicht, das anzusprechen. Suchen Sie das Gespräch mit ihrem Kind und fragen, worum es geht. Und wenn es sein muss, setzen Sie eine einseitige Maßnahme. Diese einseitige Maßnahme ist nicht rechenschaftspflichtig. Sie wissen, warum Sie sie im Interesse einer gelingenden Erziehung und einer Nutzung der Scham setzen.

3. Üben Sie sich in Deeskalation! Scham bleibt adäquat, konstruktiv und gut nutzbar, wenn Sie zuwarten können. Schmieden Sie das Eisen, wenn es kalt ist. Verwenden Sie Humor, schlüpfen Sie in die Schuhe des anderen. Atmen Sie, wenn es zu viel wird, einfach einige Male tief und langsam durch. Sie werden sehen, das verändert die Welt, und die Herausforderungen lassen sich

konstruktiv lösen. Suchen Sie die Begegnung und lenken Sie dann ab. Das heißt, Sie versuchen, die Aufmerksamkeit auf etwas Positives, Schönes zu fokussieren. Wenn große Problematik und erhöhte Scham da ist, seien Sie offen, gestehen Sie zu und lassen die Jugendlichen erzählen. Halten Sie sich hier mit Ihren Äußerungen zurück. Die Jugendlichen wissen, worum es geht – seien Sie sicher.

4. Bemerken Sie Stärken und Leidenschaften! Scham lässt sich am konstruktivsten nutzen, wenn Sie bemerken, was ihr Kind, ihr Jugendlicher alles kann. Wertschätzen Sie sein Engagement und seine Leidenschaften. Stärken stärken bringt Flow. Fördern Sie Leidenschaften. Dies gilt auch für Handy und Computer, solange man auch damit aufhören kann bzw. dies lernt.

5. Organisieren Sie sich Hilfe! „Die Öffentlichkeit ist der Feind des Symptoms", sagt Haim Omer. Vor allem in Situationen, in denen die Scham in der Familie hoch ist, ist es notwendig, andere hinzuzuholen – einerseits, um die Jugendlichen auf ein nicht akzeptables Verhalten aufmerksam zu machen, ihnen aber zugleich Botschaften des Stolzes, der Anerkennung und der Hoffnung zu schicken. Das können natürlich Sie als Elternteil auch machen.

6. Leisten Sie Widerstand! Suchen Sie eine „Wir"-Position, kündigen Sie an, wogegen Sie sind. Widerstand besteht darin, dass Sie klar und unmissverständlich mitteilen, was Sie nicht wollen. Das macht die Scham konstruktiv, weil dadurch ein konstruktives Gesprächsklima entsteht. Schreiben Sie einen Ankündigungsbrief in dem Sie mitteilen, dass Sie ihr Kind sehr lieben, aber das unakzeptable Verhalten strikt ablehnen und

gegen dieses Widerstand leisten werden und sich Unterstützung holen werden. Vernetzen Sie sich. Eine sehr effektive Form ist die in Kap. 6 beschriebene Form des schambezogenen Sit-Ins.

7. Vergessen Sie nie auf die Wiedergutmachung! Fordern Sie diese ein und bereiten Sie diese möglicherweise mit dem Kind/mit dem Jugendlichen gemeinsam vor. Wiedergutmachung bedeutet den Weg zurück in die Gemeinschaft zu finden, ist kurzzeitig vielleicht Scham-erhöhend, eröffnet aber eine neue Vielzahl von Beziehungsgestaltungsmöglichkeiten. Das ist genau das, was Scham tun sollte.

Diese Aufzählung ist sicherlich nicht vollständig. Wenn Sie etwas haben, womit Sie gute Erfahrungen gemacht haben, lassen Sie mich es bitte wissen! Schließen wir so ab: Wir haben allen Grund anzunehmen, dass unser Erziehungsverhalten, unsere Regulation unserer eigenen Emotionen und die der unserer Jugendlichen gut gelingen werden. Die Scham hilft uns dabei.

Literatur

Bauer, J. (2015). *Selbststeuerung. Die Wiederentdeckung des freien Willens*. München: Belssing.

Cole, S. (2013). A functional genomic perspective on human wellbeing. *Proceedings of the National Academy of Sciences of the United States of America, 110*(33), 13684–13689.

Deci, E., & Ryan, R. M. (2013). *Intrinsic motivation and self-determination in human behavior*. Heidelberg: Springer.

Ekman, P. (2016). *Gefühle lesen: Wie Sie Emotionen erkennen und richtig interpretieren*. Heidelberg: Springer.

Esch, T. (2017). *Neurobiologie des Glücks. Wie die Positive Psychologie die Medizin verändert*. Stuttgart: Thieme.

Farrelly, F., & Brandsma, J. M. (1986). *Provokative Therapie*. Berlin: Springer.

Fonagy, P., Bateman, A., & Asen, E. (2015). *Handbuch Mentalisieren (Psychodynamische Therapie)*. Giesen: Psychosozialverlag.

© Springer-Verlag GmbH Deutschland, ein Teil von Springer Nature 2019
P. Streit, *Coolness, Scham und Wut bei Jugendlichen*,
https://doi.org/10.1007/978-3-662-56681-7

Fredrickson, B. (2011). *Die Macht der guten Gefühle. Wie eine positive Haltung Ihr Leben dauerhaft verändert*. Frankfurt a. M.: Campus.

Fredrickson, B. (2013). *Die Macht der Liebe. Ein neuer Blick auf das größte Gefühl*. Frankfurt a. M.: Campus.

Hüther, G. (2015). *Etwas mehr Hirn bitte. Eine Einladung zur Wiederentdeckung der Freude am eigenen Denken und der Lust am gemeinsamen Gestalten*. Göttingen: Vandenhoek & Ruprecht.

Izard, C. (1991). *The psychology of emotions*. New York: Plenum.

Kast, V., & Riedel, I. (2011). *Ausgewählte Schriften*. Ostfildern: Patmos.

Lerner, R. M. (2007). *The good teen: Rescuing adolescence from the myths of the storm and stress years*. New York: The Crown Publishing Group.

Marks, S. (2018). *Scham – die tabuisierte Emotion*. Düsseldorf: Patmos.

Mischel, W. (2016). *Der Marshmallow-Effekt: Wie Willensstärke unsere Persönlichkeit prägt*. München: Siedler.

Omer, H., & Streit, P. (2016). *Neue Autorität: Das Geheimnis starker Eltern*. Göttingen: Vandenhoek & Ruprecht.

Schmidt, G. (2017). *Liebesaffären zwischen Problem und Lösung: Hypnosystemisches Arbeiten in schwierigen Kontexten*. Heidelberg: Carl Auer.

Schmidt, G. (2018). *Einführung in die hypnosystemische Therapie und Beratung* (2. Aufl.). Heidelberg: Carl Auer.

Seligman, M. (2012). *Flourish – Wie Menschen aufblühen. Die Positive Psychologie des gelingenden Lebens*. Kösel: München.

Seligman, M. E. P., & Peterson, C. (2004). *Character strengths and virtues. A handbook and classification*. New York: Oxford.

Siegel, D. (2013). *Achtsame Kommunikation mit Kindern. Zwölf revolutionäre Strategien aus der Hirnforschung für die gesunde Entwicklung ihres Kindes*. Freiburg: Abor.

Singer, T., & Bolz, M. (2015). *E-Book. Mitgefühl in Arbeit und Forschung.* Leipzig: Max Plank Institut.

Streit, P. (2010). *Jugendkult Gewalt.* Wien: Überreuther.

Streit, P. (2014). *Wilde Jahre – gelassen und positiv durch die Pubertät. Ein Leitfaden für Eltern.* Kreuz: Freiburg.

Streit, P. (2016). *Ich will nicht in die Schule. Ängste verstehen und in Motivation verwandeln.* Weinheim: Beltz.

Weinblatt, U. (2016). *Die Nähe ist ganz nah! Scham und Verletzungen in Beziehungen überwinden.* Göttingen: Vandenhoek & Ruprecht.

Wile, D. B. (2011). Collaborative couples therapy. Turning fights into intimidate conversations. *Psychotherapy in Australia, 17*(3), 52–55.

Wurmser, L. (2018). *Die Maske der Scham – Die Psychoanalyse von Schamaffekten und Schamkonflikten* (2. Aufl.). Magdeburg: Klotz.

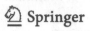
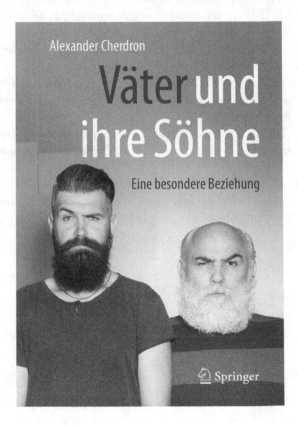

Printed in the United States
By Bookmasters

Printed in the United States
By Bookmasters